焦树德 著

现代著名老中医名著重刊丛书

第二辑

从病例

谈辨证论治

人民卫生出版社

图书在版编目（CIP）数据

从病例谈辨证论治/焦树德著．—北京：人民卫生出版社，2006.1
（现代著名老中医名著重刊丛书　第二辑）
ISBN 978-7-117-07199-4

Ⅰ．从…　Ⅱ．焦…　Ⅲ．辨证论治　Ⅳ．R241

中国版本图书馆CIP数据核字(2005)第128212号

门户网：www.pmph.com	出版物查询、网上书店
卫人网：www.ipmph.com	护士、医师、药师、中医师、卫生资格考试培训

现代著名老中医名著重刊丛书
第二辑
从病例谈辨证论治

著　　者：焦树德
出版发行：人民卫生出版社（中继线 010-59780011）
地　　址：北京市朝阳区潘家园南里19号
邮　　编：100021
E-mail：pmph@pmph.com
购书热线：010-67605754　010-65264830
010-59787586　010-59787592
印　　刷：三河市宏达印刷有限公司
经　　销：新华书店
开　　本：850×1168　1/32　　印张：5.875
字　　数：124千字
版　　次：2006年1月第1版　　2024年12月第1版第15次印刷
标准书号：ISBN 978-7-117-07199-4/R·7200
定　　价：12.00元
打击盗版举报电话：010-59787491　E-mail：WQ@pmph.com
（凡属印装质量问题请与本社销售中心联系退换）

出版说明

自20世纪60年代开始，我社先后组织出版了一批著名老中医经验整理著作，包括医论医话等。半个世纪过去了，这批著作对我国近代中医学术的发展产生了积极的推动作用，整理出版著名老中医经验的重大意义正在日益彰显，这些著名老中医在我国近代中医发展史上占有重要地位。他们当中的代表如秦伯未、施今墨、蒲辅周等著名医家，既熟通旧学，又勤修新知；既提倡继承传统中医，又不排斥西医诊疗技术的应用，在中医学发展过程中起到了承前启后的作用。这批著作均成于他们的垂暮之年，有的甚至撰写于病榻之前，无论是亲自撰述，还是口传身授，或是其弟子整理，都集中反映了他们毕生所学和临床经验之精华，诸位名老中医不吝秘术、广求传播，所秉承的正是力求为民除瘼的一片赤诚之心。诸位先贤治学严谨，厚积薄发，所述医案，辨证明晰，治必效验，不仅具有很强的临床实用性，其中也不乏具有创造性的建树；医话著作则娓娓道来，深入浅出，是学习中医的难得佳作，为近世不可多得的传世之作。

由于原版书出版的时间已久，已很难见到，部分著作甚至已成为学习中医者的收藏珍品，为促进中医临床和中医学术水平的提高，我社决定将一批名医名著编为

《现代著名老中医名著重刊丛书》分批出版，以飨读者。

第一辑收录13种名著：

《中医临证备要》　《施今墨临床经验集》
《蒲辅周医案》　《蒲辅周医疗经验》
《岳美中论医集》　《岳美中医案集》
《郭士魁临床经验选集——杂病证治》
《钱伯煊妇科医案》　《朱小南妇科经验选》
《赵心波儿科临床经验选编》《赵锡武医疗经验》
《朱仁康临床经验集——皮肤外科》
《张赞臣临床经验选编》

第二辑收录14种名著：

《中医入门》　《章太炎医论》
《冉雪峰医案》　《菊人医话》
《赵炳南临床经验集》　《刘奉五妇科经验》
《关幼波临床经验选》　《女科证治》
《从病例谈辨证论治》　《读古医书随笔》
《金寿山医论选集》　《刘寿山正骨经验》
《韦文贵眼科临床经验选》
《陆瘦燕针灸论著医案选》

这批名著原于20世纪60年代前后至80年代初在我社出版，自发行以来一直受到读者的广泛欢迎，其中多数品种的发行量都达到了数十万册，在中医界产生了很大的影响，对提高中医临床水平和中医事业的发展起到了极大的推动作用。

为使读者能够原汁原味地阅读名老中医原著，我们在重刊时采取尽可能保持原书原貌的原则，主要修改了原著中疏漏的少量印制错误，规范了文字用法和体例层次，在版式上则按照现在读者的阅读习惯予以编排。此外，为不影响原书内容的准确性，避免因换算造成的人为错误，部分旧制的药名、病名、医学术语、计量单位、现已淘汰的检测项目与方法等均未改动，保留了原貌。对于犀角、虎骨等现已禁止使用的药品，本次重刊也未予改动，希冀读者在临证时使用相应的代用品。

人民卫生出版社

2005 年 10 月

前　言

辨证论治是中医学的精华，它既是中医诊治疾病最重要的指导思想和医疗方法，又是临床医疗的具体过程。所以学习中医主要是要很好地掌握辨证论治。

前人有“熟读王叔和，不如临症多”的说法。虽然这句话本身有欠全面之处，但是从这一经验之谈中，可以看出欲学好辨证论治，除学好中医理论外，还必须多多从事临床实际医疗工作。为此，我写了“从病例谈辨证论治的体会”一文，在《中级医刊》连载。拙文发表后，接到了不少读者的来信给我以鼓励，并建议整理成册，故在《中级医刊》编辑部同志们的鼓励帮助下，又把该文加以整理、补充而集印成书。

这次整理时，主要是又增加了25个病例，以突出本书从临床实际病例入手，学习辨证论治的特点。在每章的“体会”中也增加了一些内容，以加深实践与理论的密切联系。为了能较系统地学习辨证论治，又加写了“学习与运用辨证论治应注意的一些问题”一章，使读者既能结合病例从横的方面去体会，也可以结合理论从纵的方面去学习。

中医治疗疾病，本来有初、中、末三法，每一病证在初起与发展到中期以及晚期或恢复期，由于邪正斗争的情况不同，均有不同的治法。本书所举病例，多为比较疑难或病程较久者，虽注意选入了几个比较轻的病例，但总不能全面地反映初、中、末各自的不同辨治方法，故还请同志们举一反三，进行思考。并请参阅其他有关书籍，全面学习辨证论治。

本书共分为8个部分，第一部分谈要练好“四诊”基本功；第二部分强调学习中医理论的重要性；第三部分谈关于治疗法则的灵活运用；第四部分谈方药的随证变化；第五部分谈中医如何诊治西医已经诊断过的疾病；第六部分是浅谈同病异治、异病同治；第七部分谈学习与运用辨证论治应注意的一些问题；第八部分谈对辨证论治也要提高与发展的个人看法。

由于个人水平所限，又兼时间仓促，缺点、错误一定不少，还望同志们批评指正。

作　者

1981年3月

目　录

一、熟练掌握四诊是辨证论治的首要条件

在临床上进行辨证论治，必须能够熟练、准确地运用“四诊”（望、闻、问、切）的方法，深入了解病人，采集真正有用的资料，才能为辨证论治打下良好基础。所以临床医生首先要练好“四诊”这一基本功。现结合5个病例，谈几点个人体会，谨供参考。

（一）病　　例

1. 癥瘕疝痛（卵巢囊肿蒂扭转）

张某，女，67岁，病历号52917。1961年4月17日初诊。

问诊： 主诉下腹剧痛已10天。

10天来下腹部剧痛，下腹稍偏右处有一个大肿块疼痛拒按。曾于4月12日住入某市某医院，诊断为“卵巢囊肿蒂扭转”，需要手术治疗，病人拒绝手术而来本院诊治。

病人下腹部剧痛，有肿块，拒按，坐卧不宁，不能安睡，饮食减少，饭后脘间闷胀，口干不能多饮，夜间五心烦热，大便干结。

望诊： 病人呈急性痛苦病容，虽坐卧不安但又不敢自由转侧，神态疲惫。舌红苔白。

闻诊：微有呻吟，言语声低，气息较怯弱。

切诊：下腹部膨隆且胀，脐下稍偏右处有一肿块呈茄形，大如儿头，疼痛拒按，较硬，压痛（+++），腹肌紧张（++），反跳痛（+）。六脉均有弦象，以关、尺较为明显，稍数。体温37.8℃。

辨证：观其疼痛以小腹为主，肿块波及右侧少腹，知病在肝、肾二经。但根据腹肌紧张中医称腹筋弦急，肝主筋，筋失和则急；《内经》:“肝足厥阴……是动则病……丈夫㿗疝，妇人少腹肿，甚则嗌干……”，《金匮翼》:“妇人亦有疝气，凡血涸不月，少腹有块等症皆是，要不离乎肝经为病”。可见，病以肝经为主。再据《证治汇补》“凡疝久成积，盘附脐之上下左右，为癥为瘕，作痛不已”的记载和病人腹痛来势如此急骤来看，本病属于癥瘕疝痛之疾。两手脉弦既主肝经病，又主疝瘕积聚腹中急痛，如《脉经》所说:“诊妇人疝瘕积聚，脉弦急者生”。四诊合参诊为癥瘕疝痛。

治法：腹中虽有拒按的肿块实邪，但病人已60多岁，病已10天，食睡不好，气怯声低，又兼长途劳累，是实中有虚之证。因此，在治疗上暂施以行气活血、调肝缓急之法，等疼痛减轻、正气渐复后，再给予消块除癥之剂。

处方：乌药12.5克　当归12.5克　白芍25克　吴萸3.5克　炒川楝子12.5克　荔枝核（打）9克　炒橘核9克　胡芦巴6克　炒小茴香9克　青皮6克　木香4.5克　乳香6克　没药6克　元胡末4.5克（分两次冲服）两剂。

方义：本方用乌苓通气汤和茴香橘核丸加减而成。方中以乌药行腹部滞气、顺肾经逆气、行气治疝作为主药。当归、白芍养肝活血、舒筋缓急为辅药。橘核、小茴香、荔枝核、胡芦巴、木香温散肝、肾两经滞气，气行则血行；乳香、没药、元胡活瘀舒筋，消肿定痛，从而调整机体功能，增强治疗效果为佐药。吴萸、青皮主入肝经，疏肝开郁、理气破结为使药。川楝子舒筋行气为治疝要药，因其性苦寒，能清小肠、膀胱、肝、肾之热，故本方中既用为治疝痛之品，又作为预防温药致热的反佐药。

二诊（4月19日）：腹痛减轻，二便通畅，夜已能安睡1小时以上。腹壁已较柔软，癥块的压痛也略有减轻，饮食仍不多，周身乏力，说话气怯。舌同前，脉略弦。化验检查：白细胞计数19,700/立方毫米，中性粒细胞82%，淋巴细胞16%，嗜碱性粒细胞2%。仍守原法，前方去吴萸，加西洋参4.5克（另煎兑入）、炙黄芪9克以扶助正气，两剂。

三诊（4月24日）：服上方后，效果很好，故又按方服两剂才来就诊。现腹痛已全部消失，夜能安睡，食纳增加，精神已好，已能坐卧和扶杖行走，小便正常，大便又五日未行。腹部切诊：腹壁已柔软，下腹稍偏右处，可清楚地摸到一个肿块，约儿头大小，稍能移动，压痛（+）。切脉：六脉略数，稍带弦滑。舌苔白厚。化验检查：白细胞计数9,200/立方毫米，中性粒细胞79%，淋巴细胞20%，嗜酸性粒细胞1%。在查尿常规时发现尿糖（++），再询问病史说素有糖尿病。仍从前方加减：

人参6克　白术6克　茯苓6克　炙甘草4.5克　陈皮6克　川楝子9克　炒茴香6克　荔枝核9克　香附9克　炙黄芪12克　乳香3克　没药3克　瓜蒌19

克（与元明粉1.5克捣拌） 元胡末3.5克（分冲），两剂。

四诊（4月26日）、五诊（5月3日）：诸症减轻，大便已通，行动自如，饮食倍增，面色较前活润，但尿糖仍为（++）。上方去瓜蒌、元明粉，加知母、生石膏、黄芩、丹参、青皮，清气血之热，兼治中消。

六诊（5月8日）：已无自觉症状，面色润，精神佳。腹部切诊：下腹部稍偏右处的肿块尚有苹果大小，行动坐卧已无疼痛，按之亦无明显压痛。切其脉两关尺仍略有弦象。舌苔薄白。据此改用扶正消积、攻补兼施之法，用丸剂常服。即在上方基础上去黄芪加三棱、莪术、桃仁、红花、槟榔、乌药、白芍、焦山楂、焦神曲、焦麦芽等，共为细末，制为水丸如绿豆大，每次服3~6克，日服2次，温开水送下。

1961年9月19日追访：面色润泽，行动如常人，能主持家务。尿糖已阴性。腹部切诊：脐下稍偏右处，尚能摸到一个小肿物如杏大小，嘱仍服所配丸药。

1962年5月17日再追访：身体健康，尿糖仍为阴性。腹部肿块已全消。

2. 咳喘（老年慢性支气管炎；肺气肿；肺心病；心功能不全Ⅱ~Ⅲ度）

薛某，女，67岁。1969年12月12日初诊。

问诊：主诉咳喘不能平卧已半个月。

患咳喘病多年，近些天因寒冷而明显加重。经×医院检查，诊断为慢性支气管炎，肺气肿，肺心病，心功能不全Ⅱ~Ⅲ度。因治疗未见明显效果，故要求中医治疗。

现在咳喘明显，心慌、气短，不能平卧，夜难入睡，痰多、清稀易出，带白色泡沫，下肢浮肿。小便少，大便尚调，食纳减少，不欲饮水，脘间发堵、微痛，有时恶心呕逆。

望诊：面色黄白不泽，下眼睑微有浮肿，倚被而坐。痰如清水，带有白色泡沫。舌苔白而水滑。

闻诊：咳嗽频频，呼吸喘促，言语声低，且气短断续。

切诊：心下痞闷，不喜重按。两下肢浮肿，按之凹陷不起。六脉皆滑、数，两寸细滑带弦，右关滑，左关弦滑，两尺沉滑略弦。

辨证：根据面色黄白不泽，言语声低，天冷季节发病，知其阳气不足。年老阳虚，脾肺功能衰减，脾运不健，肺失肃降，寒湿不化，而生痰饮。饮邪上凌心肺，故咳喘、气促、心慌，不能平卧，夜难入睡。饮邪为患，故咯痰清稀、易出、量多，带白色泡沫。湿邪停滞，中焦不化，故脘堵、不欲饮水，舌苔白而水滑。湿邪下注，而致下肢水肿；再兼水饮凌心，胸阳不振，水饮射肺，肃降、布化之令难行，不能“通调水道，下输膀胱”，故小便减少而水肿日增。再据两寸脉象细滑带弦来看，知是水饮上凌心肺，关脉弦滑为水饮停滞不化，尺脉沉滑略弦，知下焦水饮停蓄而致下肢水肿。四诊合参，诊为痰饮上凌心肺。

治法：根据“急则治其标，缓则治其本”及“病痰饮者当以温药和之”的精神，拟以降气除痰、助阳化饮之法，标本兼治。

处方：炒苏子 10 克　炒莱菔子 9 克　制半夏 10 克　化橘红 10 克　炙甘草 6 克　茯苓 15 克　猪苓 15 克

桂枝8克　泽泻10克　珍珠母（先煎）30克　藿香10克　元胡9克　三剂。

方义：本方用三子养亲汤、二陈汤、五苓散加减变化而成。方中苏子降气利肺以消痰，半夏健脾燥湿以化痰为主药。莱菔子、橘红理气除痰；桂枝、茯苓温阳化饮为辅药。猪苓、泽泻配桂枝以化气利水而退肿；甘草配半夏、橘红、茯苓除痰化湿而健运中焦；藿香、元胡配莱菔子调中化滞而除满祛痛为佐药。珍珠母益心潜阳、镇怯安神为使药。因脘腹部发堵且微痛，故于五苓散中减去白术，三子养亲汤中减去白芥子而易以藿香、元胡。三方相合，各有侧重，相得益彰，共达降气除痰、助阳化饮，兼益心安神之功效。

12月15日复诊：服用上方后，咳喘明显减轻，痰亦明显减少，小便增多，浮肿已消，能平卧安睡，舌苔转薄，脉略滑而和缓，又服上方三剂，其女儿特来告知，说病人已愈，嘱其再进三剂，以巩固疗效。半月后追访，病未再作。

3. 眩晕、失眠（低血压）

赵某，女，47岁，干部。初诊日期1973年6月8日。

问诊：主诉头晕、失眠，血压低已二三年。

二三年来，经常头晕、失眠，食纳不香，饮食量少，大便干燥，数日才一行，精神不好，倦怠乏力。经过几个医院诊治，均诊断为低血压（78/50毫米汞柱），经治疗未效。又经中医诊治，投以补中益气汤，服用多剂，诸症不减，血压不升。性情急躁。

望诊：发育正常，营养稍差，面色略黄，无光泽。

舌苔正常。舌质润，无异常。

闻诊：言语、声音基本正常，呼吸亦调匀。

切诊：两手脉象均略细，余未见异常。

辨证：“诸风掉眩皆属于肝”，症见头晕久久不愈，知病在肝。观其面黄、脉细、易急躁，知为血虚阳旺，肝风上扰。血虚不能荣心，心神不守而失眠。肝旺害胃，中运不健而食欲不振，大便干而少。四诊合参，诊为血虚肝旺而致眩晕、失眠之证。

治法：养血潜阳，柔肝熄风，育心安神。

处方：生白芍 12 克　生龙骨、牡蛎各 24 克（先煎）　当归 9 克　钩藤 21 克　珍珠母 24 克（先煎）　龙齿 21 克（先煎）　制香附 9 克　炒黄芩 9 克　远志 9 克　柴胡 3 克　甘草 4.5 克　全瓜蒌 30 克　6～10 剂。

方义：本方以白芍养血柔肝，生龙、牡敛纳潜阳为主药。当归补血养肝，钩藤平肝熄风，香附疏肝理气，黄芩清肝除热为辅药。珍珠母、青龙齿育心阴、安心神，远志交通心肾，瓜蒌降气润燥而通肠，甘草甘缓调中而和胃为佐药。柴胡入肝胆升少阳清气为使药。

1973 年 7 月 30 日追访：上方服用 6 剂后，即能安然入睡，头晕消失，继续服药，食欲增加，大便亦正常。服药 20 多剂后，血压 100/70 毫米汞柱，体重亦增加，现已增加体重 18 市斤。如工作累、睡不好时，就照原方买几剂药吃，一吃药即能睡好。现在精神好，工作效率明显提高。面色红润，血压正常，判若两人。

4. 少阳郁热（发热，原因待查）

刘某，男，30 岁，干部。河北省某县医院门诊病人。初诊日期；1972 年 5 月 29 日。

问诊：主诉　经常发烧39℃以上，反复发作，已近2年。

将近2年以来，经常发烧，每于发烧时即咳出血痰，体温高达39℃以上，用抗菌素治疗2～3天即可退烧，但过7～10天则仍发烧、咳吐血痰，再经上述治疗2～3天则又缓解，但过7～10天，仍又发作同前。如此反复发作，已将近2年，虽经几个医院诊治，均未能治愈。

本次来诊时，已是发作缓解后六七天，自觉又欲发作。每次发作时，先感微冷继即发热，一直发烧3～4天（或一周）。除同时伴有咳吐血痰外，其余症状不多。曾多次做胸部检查，心肺未见异常。

望诊：发育正常，营养中等，神情略现焦急。舌质舌苔均正常。

闻诊：言语、声音、呼吸，均无明显异常。

切诊：腹诊正常，肝脾不大。两手脉象均弦。

辨证：观其六脉皆弦，定时发热，知为邪据少阳之证。久病入血，邪郁血分，闭而不解，每于热作时，热邪扰血，血不归经，故上逆而咳血。四诊合参，诊为少阳郁热之证。

治法：和解少阳，清热凉血。

处方：柴胡22克　黄芩12克　半夏9克　党参12克　地骨皮12克　青蒿12克　白薇12克　生地12克　白及9克　水煎服，3剂。

方义：本方以柴胡轻清疏达、和解少阳，黄芩清少阳之热为主药。以半夏开结降逆，党参扶正气以助驱邪外出之力为辅药。以青蒿清已深入骨间、阴分之邪，引邪外出，白薇治发热有定时，地骨皮清热泻肺火而止咳血，生地凉血益阴，清热止血为佐药。以白及止肺出血兼有活瘀作用为使药，共达和解少阳，清热、凉血、止血等作用。

病人于31日早晨来说，服了第一剂药，泻肚数次，问能否继续再服。告其此乃药物在体内起整体调节作用，本方并非泻药，可继续服完3剂药。

二诊（6月2日）：服完3剂药情况很好，也未再泻，虽距上次发烧缓解已十余天，但感到自服药后身体轻快，精神转佳，一直未再发烧。舌（－），脉弦渐退。仍投原方，减柴胡为12克，3剂。

6月10日，在街上遇见，询其病情，说病已痊愈，未再发烧。

6月27日去家中追访：一直未再复发，也没有欲发病的感觉，正常上班，精神健旺。

5. 经闭、血瘀生斑（亚急性红斑狼疮）

邹某，女，24岁，干部。初诊日期：1968年4月15日。

问诊：主诉　面部有蝴蝶状红斑，身有低热，约有年余。

去年在月经期间，因生气而致月经闭止不行，后来面部即渐渐出现蝴蝶状红斑，鼻头上也有红色斑疹，两手掌及两肘部亦有红斑。夜间烦热，手足心发热，经常有低烧（37.2℃～37.8℃）。病后即到哈尔滨市某附属医院诊治，诊断为亚急性红斑狼疮。告知无特效药而投以激素。因觉效果不明显而到北京中国医学科学院某研究所就诊，经检查仍确诊为亚急性红斑狼疮，亦投以激素治疗。回哈市后，又请中医诊治，虽经中西医多次治疗，均未获效，即又来京到我院试诊。

目前除上述症状外，询其月经常常数月一行，其量极少，距今又已七八个月未来潮。

望诊：面部、鼻头、两肘处均有红斑如上述，手掌发红。面部及两手背怕晒太阳，如经太阳光照射则红斑加重，故而走路时须打着伞遮住太阳光，夏天也不敢穿短袖衣服。身体发育、营养均正常。

闻诊：未发现异常。

切诊：脉象弦细而数。

辨证：肝主藏血，因生气则肝气郁结而藏血不下，故月经闭而不潮。气有余便生火，血久瘀亦生热，血热则妄行，溢瘀于面鼻手肘等处，则生红斑。斑属阳明，阳明主肌肉，其经脉行于面，故面部及手肘部的肌肤发生红斑较多。火郁久则伤阴，阴虚则生内热，故夜间心中烦热，手足心发热（五心烦热）。阳明性热，故太阳光照射肌肤时，因内外皆热而红斑加重。观其脉弦，知为肝郁，脉细是属阴虚，脉细数为阴虚内热。四诊合参，诊为肝郁经闭，阴虚内热，血瘀生斑之证。

治法：养阴凉血，活瘀化斑，舒郁通经。

处方：生地24克　元参12克　赤芍15克　红花9克　苦参12克　白鲜皮15克　连翘15克　忍冬藤24克　香附12克　茜草9克　刘寄奴5克　生龙、牡各15克（先煎）　蝉衣6克　蛇退2.4克　水煎服，每日1剂，如无不良反应，可连续服用20~30剂。同时服用防风通圣丸，以大便畅通为度，不要泄下，取其疏解清热而祛疮疹之毒。

方义：本方以生地、元参养阴凉血为主药。赤芍、红花、刘寄奴活瘀化斑，忍冬藤、连翘清热解毒、化斑疹为辅药。香附舒肝郁，茜草通月经（配红花、赤芍），苦参、白鲜皮祛郁滞于皮肤之湿热，生龙牡潜虚阳而治烦热为佐药。蝉衣、蛇退散皮部风热、风毒为使药。

服上药后，诸症都减轻，故连续服用40余剂。药后，月经曾来潮两次，量及色均正常。面部及手、肘部之红斑均已退净。并且可以穿着短袖衣服，不再打伞，太阳光照射后，面部及手臂亦不起红斑。自觉症状全部消除。激素自服中药时即停服。嘱再服前方6剂，以后服丸药。丸药方即：上方加蕲蛇1.5克、当归9克、乌贼骨6克、炙山甲6克。用此方3倍量，共为细末，炼蜜为丸，每个重9克。每日服2次，每次1丸，温开水送服。病人喜回哈市。

1969年2月上旬，病人来信说，从北京回哈市后，即服丸药，月经每月来潮，色量正常，红斑未再出现。即上正常班工作，上班后一直很好。

（二）体　会

1. 望诊时要注意“形”、“神”、“色”、“舌”、“物”、“境”

“形”即形态、体位等。“神”即神志、神情等。“色”即面色、目色、斑色、疹色等。“舌”即舌形（体）、舌质、舌苔等。“物”即排泄物，如痰、便、血、呕吐物等。“境”即病人所处的环境，如居住情况以及地处南方、北方等。如例1望诊“形”、“神”为急性痛苦病容，虽坐卧不安但又不敢自由转侧以及下腹部膨隆，据此可知其腹部疼痛是很剧烈的。再观其神态疲惫、气怯声低，即可断定病情比较严重。在“色”的方面，如例2有面色黄白不泽，可知年老、病重、体虚所致，结合寒冷季节易发病等，为诊断阳虚提供了根据。例5面上有红斑，太阳晒时加重，并且手上也出现红斑，故知血瘀且有血热。在“舌”的方面，例1舌质红，知其病已影响到血分，提醒可在处方时酌用当归、白芍等；苔白知病虽10日，但并未化热，为用温散药提供了佐证。在“物”的方面，例2痰色白、稀水状带泡沫，与望“形”结合知为寒痰水饮所致。从“境”的方面看，例2虽然患病是在冬季，但在北方，其居室升有炉火，室内温暖，故虽属阳虚痰饮，也不必使用大辛大热之品，只用苏子、半夏、橘红、藿香等辛温药物，再以桂枝助阳化气，即可取得效果。

2. 闻诊要注意“息”、“声”、“味”、“语”

“息”即指注意病人的呼吸气息如何，如气息的粗、细、微、弱，有无喘息等。“声”即声音，如说话、呼吸、咳嗽、呻吟等的声音如何。“味”应读为“味儿”，不是滋味的味，而是指气味儿。即要注意病人身上、口鼻、排泄物等有何特殊气味儿。“语”即言语，指应注意患者言语是否清楚，有无谵语、言语謇（jiǎn音剪）涩、语无伦次、自语及不能说话等情况。如例1气怯声低、有呻吟，而知其病情急重。例2气短而喘、言语声低，知其力虚证。

3. 问诊在四诊中占有非常重要的地位

我们在临床上应注意按照中医诊治特点围绕着主诉、现症、病史以及体质、生活史等，详细询问那些有助于进行辨证论治分析的内容。例如例1主诉是下腹剧痛，问诊时就要问喜按、拒按、有无癥瘕病块等；还应问口干是否喜饮水，有无夜间五心烦热，大便如何，饮食如何，饭后脘间是否胀闷等对辨别虚实寒热有关的资料。例2围绕其主诉通过问诊了解到痰清稀不黏、容易吐出，小便少，脘间堵闷，不欲饮水，时有恶心呕逆，寒冷季节容易发病等情况，这些都是辨证论治、选方用药时的有力依据。例3问其曾服用多剂补中益气汤不效，又问其大便干燥，数日才一行，故知其非气虚而乃血虚。例4问其发烧前感微冷，并且发热有定时，先冷后热，对诊为少阳郁热起了提示作用。另外，除了根据中医特点进行问诊以外，也应该了解现代医学关于本病的诊断和治疗，以作为辨证论治的参考和探讨中西医结合的部分资料。例如例1诊断为“卵巢囊肿蒂扭转”，须手术治疗，如能内服中药治愈，则不但可给今后用非手术治疗积累经验，而且也可说明中医不但能治疗功能性疾病对器质性疾病也有良好效果。

4. 切脉，切头、足，切腹

学习切诊除要细心学习中医基础理论中关于切诊的各种内容外，我认为还要注意以下两大方面：一是“切头”、“切足”、“切腹”（即用手进行全身检查，包括叩、触、按、推等）；二是“切脉”。诊两手寸关尺时，要注意进行三部九候，每部要候到脉来50至以上，不可时间太短，既要合诊（如左脉如何，右脉如何，或六脉皆如何等），也要分诊（如左寸如何，左尺如何，左关如何，右关如何等等）。一般地说，在二十八脉中首先要熟练而准确地掌握其中最常见的，如浮、沉、迟、数、虚、弱、洪、濡、弦、滑、细、大、结、促、代等，其余脉象可在实践中逐步掌握。学习切诊要注意多实践，反复体会，才能做到成竹在胸、指下分明。另外，对每种脉象也要结合其他三诊作具体分析，不可孤立对待。如例2脉见“数”象而仍用温药治疗，即是分析到此“数”象是因为心肺受水饮所阻而致，并非热象。例1亦有稍数之脉，分析是因剧痛和坐卧不安等所致，故仍用温通之剂。还有一点，即对十分危重的病人，除了诊两手寸关尺外，还应诊趺阳、太溪脉。趺阳脉（在足背最高处）可候胃气，太溪脉（在足内踝后稍下）可候肾气。古人称此为根脉，此二脉绝者，则病危难治。前述病例在切诊方面也都为辨证论治提供了很有力的依据。例如例1通过“切腹”，知下腹部有癥块如儿头大小，疼痛拒按，故考虑为气血不通的实证；部位偏在少腹，故又知与肝经有关；脉见弦象知病属肝经；关、尺弦甚则知下腹部剧痛。例2下肢浮肿按之凹陷不起，说明水饮停蓄很重。

5. 切脉还要注意细审脉“神”

切脉是中医的特点，前人在切脉方面，确实积累了丰富的宝贵经验，这些经验对辨证论治有很大帮助。故医生除详细分辨浮、沉、迟、数、滑、涩、虚、实……诸脉象外，还要注意详细审候脉神。脉象是指脉来的形象、形体而言，脉神则是指脉象中的神气、气氛、神情而言。例如一个人虽体高个儿大，身体魁梧，但却精神委靡不振，目无光彩。另一个人虽然身体不高，但目光炯炯，精神很好。这表明这两个人的精神状态即神气不同。由此可以说明辨清了脉象，只是诊到了脉来的形象，再细细地体察到脉象的脉神，才能深入细致地观察、辨别疾病轻重进退的情况。所以古人在论诊脉时强调指出："脉贵有神"，"得神者昌，失神者亡"。关于脉神的诊察，可从两个方面去体会。一是指脉象之来，整齐不乱，大小均匀，劲中有柔，软而有根，秩然有序，悠扬和缓，与四时气候变化相应（如春弦、夏洪、秋毛、冬石）者，则可谓有神，也称做有胃气。例如孙光裕论辨脉时说："所谓神，滋生胃气之神也。于浮沉迟数之中，有一段冲和神气，不疾不徐，虽病无虞，以百病四时，皆以胃气为本是也，……凡脉不大不小，不长不短，不浮不沉，不涩不滑，应手中和，意思欣欣，难以名状者，为胃气。"（《脉学辑要》引）《辨证录》中也说："看脉须看有神无神，实是秘诀。而有神无神何以别之？无论浮沉迟数，涩滑大小之各脉，按指之下若有条理，先后秩然不乱者，此有神之至也。若按指而充然有力者，有神之次也。其余按指而微微鼓动者，亦谓有神。倘按之而散乱者，或有或无者，或来有力而去无力者，或轻按有而重按绝无者，或时而续时而断者，或欲续而不能，或欲接而不得，或沉细之中倏有依稀之状，或洪大之内忽有缥缈之形，皆是无神之脉。脉至无神，即为可畏。"

二是指脉象中神气、气氛的静躁而言。一般说，脉来时，神气躁动不宁者，为病情尚未稳定，还有继续传变、复发、再作之势，必须继续抓紧治疗。例如有的高烧病人，体温由39℃多虽已降至36℃，但如脉神尚疾躁数急不静者，则常常于下午或次日仍发高烧。如高热已退，诊其脉神亦宁静者，则很少再发烧。汉代医家张仲景在《伤寒论》中也曾指出："伤寒一日，太阳受之，脉若静者为不传。颇欲吐，若躁烦，脉急数（躁而不静）者，为传也。”后世医家也常用“脉静身凉”来描述热病向愈的情况。可见细细诊察脉神，对疾病的诊断、治疗、预后、预防，均有重大的帮助。故临床医生必须在详辨脉象的同时，还要细察脉神的变化，才能更好地进行辨证论治。当然，脉神的体察与掌握必须长期实践才能逐步掌握准确。

6. 必须注意“四诊合参”

切脉虽然是中医的一大特点，但只凭诊脉去进行辨证论治是不全面的。因为病情与脉象有相符者，也有不相符者。故临床时必须把用望、闻、问、切四诊方法得来的材料，互相参考，互相佐证，来详辨证候，才能辨证正确，只有辨证正确，才能订出正确的治法，选出正确的方药，迅速治愈疾病。正如明代医家张景岳所说：“凡值疑似难明处，必须用四诊之法详问其病由，兼辨其声色，但于本末先后中，正之以理，斯得其真。若不察此而但谓一诊可凭，信手乱治，亦岂知脉症最多真假，见有不确，安能无误，且常诊者知之犹易，初诊者决之甚难，此四诊之所以不可忽也。故《难经》以切居四诊之末，其意深矣。”可见临证时必须是四诊互相印证，才能比较全面地辨认证候。前人把这种诊法称做“四诊合参”或“四诊互参”、“脉症互参”等等，这是辨证论治时所必须重视的。虽然在临床上诊治疾病时，也有时“舍症从脉”，但这往往是在特殊情况下，并且也是经过“四诊合参”以后才确定的。所以千万不要片面地强调“舍症从脉”，以此作为借口而忽略“四诊合参”。

总之，学习四诊可以分开来学，但在临床运用时，一定要四诊互相参证、密切结合起来应用。这是在临床上进行辨证论治时所必须注意的。

二、中医理论是辨证论治的坚实基础

“辨证论治”在临床上的具体体现是“理”、“法”、“方”、“药”，其中“理”占首要地位。“理”就是运用中医理论对用四诊得来的有关材料，进行分析归纳、辨认病证，进而为立“法”、处“方”、选“药”打好基础。所以分开来说，“理”是指中医理论而言，合起来说，则“理”又贯穿在立法、处方、选药三个方面之中，理、法、方、药不可截然分开。因此，必须深入学习和钻研中医理论，才能提高辨证论治的水平。兹结合五个病例谈几点个人体会：

（一）病　　例

1. 睡中遗尿

楼某，男，22 岁，北京某厂司机。初诊日期 1975 年 3 月 7 日（某医院会诊病例）。

问诊：主诉夜间尿床已近 20 年。

20 年来，每夜于睡眠之中遗尿，甚至一夜尿两次。因为每天在院中晒被褥，邻居们都叫他“臊 ×”。自己为了不尿湿被褥而常睡在木板上。多年来，曾多次服用中西药品及用针灸等治疗，均未见效果。现在除每夜尿床 1 ~ 2 次外，并感腰部酸痛、怕风、喜暖。

望诊：发育一般，神志清楚，面色及舌质、舌苔均未见异常。

闻诊：言语清楚，呼吸正常。

切诊：头面、腹部、四肢未见异常。脉象左尺略沉，右尺较弱。神经系统检查无特殊发现，膝、跟腱反射存在、对称，肛门反射存在，臀部无感觉障碍。

辨证：尿液贮于膀胱，肾与膀胱相表里，肾司二便之开阖，肾虚无权，则膀胱开阖失司，故睡中尿自遗出。观其脉象左尺沉、右尺弱，再结合腰痛怕风、喜暖畏冷等症，诊为肾经虚寒、膀胱开合失司之证。

立法：温补肾阳，固摄下元。

处方：桂附地黄丸方合缩泉丸方加减。

熟地黄 25 克　桑螵蛸 12 克　制附片 6 克　紫肉桂 5 克　淫羊藿 12 克　益智仁 9 克　乌药 12 克　覆盆子 12 克　川断 12 克　锁阳 12 克　桑寄生 30 克　鸡内金 12 克

方义：本方以桂附地黄丸的熟地、附片、肉桂，温补肾阳；缩泉丸的桑螵蛸补肾缩尿为主药。淫羊藿温助肾阳，乌药、覆盆子温顺膀胱冷气，补肾缩小便为辅药。川断、益智仁、桑寄生、锁阳补肝肾、燥脾湿、壮筋骨、固下元为佐药。鸡内金入膀胱、止遗尿为使药。

二诊（3 月 31 日）：因故未能及时服药，上次所开药方，目前才服了六剂。遗尿次数有所减少，现每周尚有 1 ~2 次夜间尿床。腰部仍酸痛，舌、脉同前，仍投上方，嘱其可按方多服几剂。

三诊（7 月 3 日）：上方共服 48 剂，现已近三个月未尿床，腰痛已减轻，只有在阴天及负重时，才有一些痛感，过度劳累时，偶有夜间尿床。现在精神健旺，信心十足（过去其父母及本人因经过很多治疗，均未见效，故对治疗此病已无信心），现在病已近愈，全家均十分高兴。现已铺被而睡，睡眠已好，但有时多梦。胃亦较前舒适，饮食很好。舌尖微红，脉象略弦，左手较右手明显些。根据其多年受尿湿侵袭，故在上方基础上加白术、威灵仙以祛湿邪。处方如下：

熟地黄25克　桑螵蛸12克　制附片6克　紫肉桂5克　淫羊藿12克　川断15克　覆盆子12克　乌药12克　锁阳12克　益智仁9克　桑寄生30克　鸡内金12克　白术6克　威灵仙9克　可服10～20剂。

1975年10月随访：上方又服10余剂，病即痊愈。身体健壮，正常上班，未再复发。

2. 咳血（支气管扩张?）

徐某，男，41岁，干部。初诊日期1968年6月14日。

问诊：主诉咳血已七八天。

十多年来即有咳嗽、吐痰，经几个医院治疗，均诊为支气管扩张。但未做过支气管造影。近七八天来，不但咳嗽、吐痰加重而且咳血。每晨痰中带血，每晚则大咳血一次，血色鲜红，每次咳血约半痰盂，有时甚至昏厥，虽经多次治疗，均未能止血，故来我院门诊就诊。

自咳血以来，每晚须到某医院急诊室过夜，每次大咳血须经注射安络血并静脉点滴注入脑垂体后叶素，咳吐一阵以后，出些虚汗，即能睡一觉。但次日晨起仍痰中带血，白天问题不大，到晚上仍大咳血如前，仍须住到急诊室注射脑垂体后叶素等药物，才能平安过夜。因此七八天来，每晚到某医院急诊室过夜。

现感身体酸软，口发麻木。饮食无味，大便偏干。

望诊：身体发育良好，营养正常。急性焦急病容，体态、活动自如。舌苔白厚浮黄。痰色黄白相兼。

闻诊：言语清楚，声音正常，咳嗽声音响亮。

切诊：头颈、胸腹未见异常。脉象左手弦数，右手寸部洪大而数，右关、尺弦数。

辨证：朱丹溪有“先痰嗽后见红，多是痰积热”之说，联系本患者素有咳嗽，近来咳血已七八天不止，咳血鲜红，痰带黄色，舌苔黄，大便干，咳声响亮，脉象弦数有力，知为热证、实证。每到晚上即大咳血，是热在血分之象，血热生火，火性炎上，上迫于肺，肺失清肃，肺热气逆，血随气上，血热妄行而致咳血。证之右手寸脉洪大而数，知确有肺热。四诊合参，诊为血热妄行，上溢迫肺，肺失肃降之证。

治法：凉血、清热、降气，佐以活瘀、止血。

处方：生地黄 13 克　生大黄 6 克　生石膏 47 克（先下）　炒黄芩 12 克　黑山栀 9 克　旋覆花 9 克（布包）　焦槟榔 12 克　天冬 12 克　茅根炭 15 克　藕节炭 15 克　白及 9 克　荷叶炭 12 克　当归炭 9 克　红花 6 克　丹皮 6 克　牛膝 9 克　水煎服三剂。

方义：本方以生地黄甘寒凉血，生大黄苦寒泻血分火热为主药。生石膏、炒黄芩、黑山栀，气血双清为辅药。旋覆花、焦槟榔降气，使痰火随气下降；天冬滋阴、清热、降火；藕节炭、荷叶炭、茅根炭、当归炭，群药止血以治其标；红花、丹皮祛瘀生新并防止血药产生瘀血，共为佐药。白及入肺祛瘀止血，兼能生肌收敛；牛膝入血分引上逆之血下行，为使药。

二诊（6 月 17 日）：上次诊后，当日即服了中药，晚上又去某医院急诊室过夜，但一夜未咳血，所以也未再注射止血药。此后，三天来未再咳血，也未再去某医院急诊室过夜。现在只是有时痰中带些星状小血点儿。舌苔仍有浮黄，脉象尚有弦数之象，但右寸已不洪大。上药已收显效，故再守前方稍事加减。

上方生大黄加到9克，黑山栀加到12克，以加强清泻血热之力。去当归炭以免辛温助热。更加元参12克、麦冬12克，以加强滋阴、凉血、降火之力，与生地、天冬相伍，不但凉血，并能补益咳血所伤之阴，不但祛邪并能扶正。再服三至五剂。

三诊（6月22日）；上药服三剂，咳血已完全止住。又服两剂，精神体力明显好转，咳嗽亦明显减轻，已能上班参加一些工作。自觉病已痊愈，准备再服几剂药，出差去做一次外调工作，故要求除拿汤药外，再拿些丸药，以备途中服用。目前尚有些嗓子痛，舌苔渐化为薄白、已不黄，脉象尚较数。再拟凉血、清热、养阴法，处方如下：

生地黄21克　玄参15克　天、麦冬各9克　生石膏60克（先下）　知母9克　黄芩12克　黑山栀12克　板蓝根9克　桑皮9克　地骨皮9克　白及9克　藕节15克　赤芍9克　丹皮6克　3~5剂。

另：荷叶丸14丸，一日两次，每次一丸，温开水送服。服完汤药后，接服丸药。

1968年9月，随访：早已痊愈，上正常班工作，未再发生咳血。

3. 倒经（脑动、静脉血管畸形）

韦某，女，16岁。学生。北京某医院住院病人，病历号 C 74160。会诊日期：1973 年 8 月 10 日。

问诊：主诉头痛、鼻衄、昏迷（蛛网膜下腔出血），经抢救，病情稳定后，已两个多月，虽神志已清，但尚不能坐起，不能下床活动。

今年 2 月 9 日，因晨起突然头痛，意识不清而急诊入院，经腰椎穿刺检查脑脊液，诊断为蛛网膜下腔出血，原因待查；颅内血管畸形待除外。因对做脑血管造影检查有顾虑，住院 54 天，自觉症状消除后，于 4 月 4 日出院。

出院后一般尚好。五月底时因情绪兴奋，活动较多，休息较少，于 6 月 1 日即发热（37.5 ~ 38℃），在附近医院检查无特殊发现。6 月 2、3 两日于午睡中出现头胀痛、呕吐，症状越来越重，6 月 4 日即又来院急诊，经腰穿检查，诊断为“蛛网膜下腔出血复发”而第二次住院。

在住院期间，经两次脑血管造影，诊断为脑动静脉血管畸形（左颞顶枕部，右枕部）。又请脑外科医师会诊，认为“血管畸形为双侧性，部位深在，并已近中线及丘脑部，主要是大脑中动脉，手术危险性太大，可致严重的残废，尤其是影响到丘脑部位，这种情况不建议手术。主要是预防，注意不要有引起血压波动的因素，以免再出血，但再出血的可能性还是存在的。将来也有癫痫的可能，或肢体不能运动的可能。”医生把这种严重的病情告诉了家属，家属要求中医会诊。

现在虽然神志已清，但尚不能坐起，吃饭须人喂，更不能下床，只能卧床。据其母云，这两次发病均在月经应潮而过期不来的情况下发生，过去也有在月经应潮时发生鼻衄的情况。这次发病时月经又两个月未来潮，自觉后脑部发凉，影响到颈项部发僵硬，脊背亦发凉，继之头痛（后头及头顶偏左侧处）、呕吐、鼻衄渐至昏迷而来院诊治。

望诊：面色青白，卧床不起，精神不振。舌质红，舌苔（－）。

闻诊：言语清楚，但声音低。

切诊：左寸脉弱，余脉沉。其他未见异常。

辨证：后头部属足太阳膀胱经，足太阳与足少阴肾相表里，后头亦属督脉经，督脉与肾经亦相联，肾督又与冲、任二脉相关，《内经》中说："女子二七而天癸至，任脉通，太冲脉盛，月事以时下，故有子。"今患者月经不能按时而下，且头痛、呕吐、鼻衄，此乃冲任之气上逆，浊阴之气不降所致之倒经证。

治法：通经活血，佐益肝肾。

处方：当归12克　川芎9克　赤芍15克　生地15克　茜草12克　羌活3克　牛膝9克　桃仁9克　香附9克　红花6克　刘寄奴9克　白茅根24克　6剂。另：大黄䗪虫丸14丸，每次1丸，一日2次。

方义：本方以当归、川芎养血通经为主药。辅以赤芍、茜草、桃仁、红花活瘀行血，以助通经之力。又用生地配当归养肝肾以助化生精血，再合川芎、赤芍调冲任以通月事，更以牛膝引血下行以通经，香附行十二经之气兼入血分，以行气而活血，刘寄奴活瘀行血，白茅根凉血而止鼻衄为佐药。又以羌活入太阳、督脉二经，与牛膝合用一升一降而能升清降浊，用以为使药。诸药共成通经活血、养肝益肾之剂。更配用大黄䗪虫丸以搜剔推荡蓄瘀干结之血，祛瘀生新以通经。

二诊（8月17日）：服中药后，已能坐起，同病室的病友反映说，坐得很好，并且能下地站一会儿。月经尚未来潮。舌苔及舌质正常，脉象沉滑数。再加减前方。

归尾12克　川芎9克　赤芍15克　桃仁9克　红花9克　牛膝15克　茜草30克　乌贼骨9克　酒大黄6克　苏木30克　泽兰12克　香附12克　6剂。另：大黄䗪虫丸12丸，服法同上次。

三诊（8月24日）：服上药后，次日月经即来潮。现在自觉症状已不明显。再加减前方。

当归12克　川芎4.5克　白芍12克　生地12克　茜草6克　红花4.5克　桃仁6克　香附9克　白茅根15克　菖蒲6克　牛膝9克　枳壳9克　羌活4.5克　6剂。

四诊（8月31日）：月经来潮顺利，约7天结束，如正常时一样。无头痛、头晕，一般情况均良好。自25、26日已能下床行走3～6米。今日情况更好，能步行12～15米远，不感困难。神经系统检查无局灶征。

投8月10日方，嘱可长期服用。如果月经过期不来潮，则可服8月17日方。

病人于9月1日出院。

9月18日患者到中医研究院东直门医院内科门诊，继续找我诊治。近来有头晕，头两侧跳动感，睡眠欠佳，食欲不振，口流清涎，肠鸣腹泻。舌质红瘦少苔，脉象沉弦，治以活瘀行血。处方如下：

当归9克　川芎9克　桃仁9克　红花9克　生熟地各15克　赤白芍各12克　生茅根30克　丹皮9克　牛膝12克　刘寄奴9克　香附9克　土炒白术9克　6剂。

9 月 28 日再诊：诸症减轻，再加减上方。

上方去刘寄奴、丹皮、牛膝，加生赭石 24 克（先煎） 陈皮 9 克 益母草 12 克 6～10 剂。

此后即以此方稍事加减，经常服用，约 60 剂。并加服大黄䗪虫丸约 40～50 丸。

12 月 4 日：头痛、头部跳动感减轻，月经有时能按月来潮，有时虽未按月来，但赶紧服几剂汤药即来。面色转佳，舌脉均无明显异常。乃改配丸剂服用。丸药方如下：

当归 45 克 川芎 21 克 生熟地各 30 克 赤芍 30 克 红花 30 克 桃仁 30 克 牛膝 24 克 黄芩 30 克 夏枯草 30 克 生芥穗 24 克 生大黄 12 克 香附 30 克 五灵脂 30 克 蒲黄 30 克 远志 30 克 白蒺藜 30 克 共为细末，另研入麝香 3 克，研和均匀，炼蜜为丸，每个重 9 克，一日两次，每次 1～2 丸，白开水送服。并嘱其每于月经应来前加服汤药数剂，大黄䗪虫丸 6～10 丸。

1974 年 11 月 8 日：上方丸药已配过三次，近来功课较多，有时头痛，月经有时过期。近又月经该来未来。舌苔薄白，脉略滑。再开汤药加服。

生石决明 30 克（先煎） 生牡蛎 30 克（先煎） 夏枯草 12 克 当归 9 克 川芎 9 克 菊花 9 克 蔓荆子 9 克 牛膝 9 克 泽兰 9 克 生大黄 1.5 克 红花 9 克 桃仁 9 克 茜草 12 克 赤芍 12 克 大黄䗪虫丸 10 丸，服法同前。

1975 年 8 月 22 日：现在能跟班学习，考试成绩亦可，丸药仍断续服用，面色光润，精神佳，发育亦可，惟用功太多时，头部即感不适。舌、脉均近平。再改汤药方，每感头部不适时即可加服几剂。

蔓荆子9克　生石决明21克（先煎）　当归12克　赤芍15克　红花9克　桃仁9克　川芎12克　熟地12克　香附9克　茜草30克　乌贼骨12克　牛膝12克　藁本3克

此后的丸药方，有时加生石决明、元参、蔓荊子、地骨皮、茜草，去熟地。麝香有时用1克，有时用1.2克，以用1.2克时为多。有时去菊花、元参、生石决明等，随证稍事出入。

1976年5月10日：精神、面色均较前明显转佳，自觉症状已出现不多。再配丸药，麝香用量稍加重（1.8克）。

1976年10月25日：高中已毕业，学习顺利，头部症状已不明显，仍配丸药，间断服用。

1978年10月17日：已担任职工英文夜校辅导工作将近二年，一般情况好，只是工作累时，有些失眠，临时服几剂汤药即好。已4~5年未发过病，非常高兴。舌尖红，脉沉细。平时一般不服任何药物，也不发病。

1980年10月追访：面色红润，人较前胖了，身长又有增加，精神活泼。工作已经转正，担任某厂技术科英文资料翻译工作。一直未复发头痛、头部跳动感、鼻衄等症，自服中药以后，七年多来未发生过脑血管病，并且感到记忆力很好。

4. 小便失禁、牙痛

王某，男，50岁，干部。病历号51773，初诊日期：1961年4月4日。

问诊：主诉小便失禁，左侧上下臼齿疼痛已20

多天。

20多天来小便失禁，尿频数，尿色清，无疼痛，有时尿床，有时尿裤。左侧上下臼齿疼痛，牙龈肿痛，咀嚼时牙感动摇，故只能吃软食。两腿发软，食纳尚可，口渴能饮。自昨天发现足跗浮肿。曾多次服用石膏、黄连、黄芩、牛黄解毒丸等清热泻火之剂，均未见效。

望诊：发育正常，神情有些紧张、急躁。左侧臼齿处牙龈肿胀，不甚红。舌苔薄白、根部厚腻。

闻诊：言语、声音均正常。

切诊：右手脉象弦细数，左手虚数，两尺脉按之无力。

辨证：肾主蛰，为封藏之本，司二便之启闭。小便失禁，两腿发软，两尺脉重按无力，知为肾虚。肾主骨，齿乃骨之余，肾水不足，虚火上浮，则发为齿痛。肾主水，肾虚不能温化水湿，水湿下注则可致足跗浮肿。四诊合参，诊断为肾虚不能摄固下元，虚火上浮所致之遗尿、牙痛之证。

治法：补肾固摄，引火归元。

处方：生熟地各9克　怀山药12克　山萸肉9克　益智仁9克　桑螵蛸9克　覆盆子9克　金樱肉6克　煅龙骨12克（先煎）　乌药6克　五味子3克　泽泻6克　盐知柏各5克　紫油桂3克　3剂，水煎服。

方义：本方宗知柏地黄丸、缩泉丸、都气丸等方剂的精神加减化裁而成。以生熟地滋阴补肾为主药。配以山萸补肾涩精、止尿频；山药强肾固精、益脾；五味子酸收补肾、止遗泄为辅药。更以桑螵蛸、益智仁、乌药、覆盆子、金樱子、龙骨补肾收摄、缩尿止遗，泽泻渗泻肾湿，利湿消肿；知母、黄柏坚肾清热，并防温性诸药生热为佐药。紫油桂引火归原为使药。共成补肾固摄、引火归原之剂。

二诊（5 月 10 日）：上药服用两剂时，即显出特效。小便能自主控制，牙亦肿消痛止，并且能吃硬物，牙齿不感动摇，腿的气力亦增加。因工作关系，上药只服了两剂，今天牙齿似有欲痛之势，故来再诊。舌象同前，脉象已不数。再守原方出入。上方加巴戟肉 9 克，5 剂。

三诊（5 月 15 日）：药后各症均完全消失，并且将已有 1 ~2 年的阳痿病也治好了。舌苔化为薄白，脉象较前有力。为了巩固疗效，又投原方 3 ~6 剂，以除病根。

1961 年 6 月 19 日及 1962 年 11 月 6 日两次追访：一直上班工作，前病未再作。

5. 膀胱咳

李某，女，55 岁，北京宣武区某厂退休工人。初诊日期：1981 年 1 月 29 日。

问诊：主诉咳嗽尿裤已三个多月。

自 1976 年地震时期，冬季受凉感冒而咳嗽一个多月。此后，每年冬季即发咳嗽，咳甚时则尿随咳出而尿裤，约咳一个多月则渐愈，每冬复发。1980 年冬季又发咳嗽，日渐加重，至今未愈，咳吐白痰，气短，自觉无底气，吸气比呼气难，咳则尿出而尿裤，稍咳即尿出，尿后放屁多。两个多月来，即未上厕所排过尿，蹲在厕所等亦无点滴尿出，但一咳尿即出。裤中经常垫尿布，十分痛苦。曾服用中西药品，并且在某医院做脱敏注射一个月，均未见效。

望诊：发育、营养均正常，略有焦急之情。舌质正常，舌苔薄白。

闻诊：咳嗽声音不甚高亢，呼吸略快，言语正常。

切诊：胸腹、四肢未见异常。脉象略滑，尺沉。

辨证：《黄帝内经素问·咳论》中说："五脏六腑皆令人咳，非独肺也。"又说："人与天地相参，故五脏各以治时感于寒则受病，微则为咳，甚则为泄为痛。乘秋则肺先受邪，……乘冬则肾先受之。"此患者咳由冬季受寒引起，不但咳嗽气短，并且感觉无底气及吸气难，前人论呼吸有："呼出心与肺，吸入肾与肝"及"肾主纳气"之说，再观其脉象尺脉沉，故知是为肾经受寒所致之咳嗽。"咳论"中还说："五脏之久咳，乃移于六腑，……肾咳不已，则膀胱受之，膀胱咳状，咳而遗溺。"此患者发病已有丑冬，知肾咳已波及膀胱，故咳则遗尿。四诊合参，诊为膀胱咳。

治法：温肺祛寒，益肾固脬，佐以降气化痰。

处方：炙麻黄 6 克　杏仁 10 克　桔梗 6 克　紫菀 15 克　桑螵蛸 10 克　覆盆子 10 克　乌药 12 克　炒苏子 10 克　炒莱菔子 10 克　炒白芥子 3 克　半夏 10 克　化橘红 12 克　五味子 5 克　炒内金 10 克　7 剂。

方义：本方以麻杏二三汤（自拟方）合缩泉丸方加减变化而成。方用麻黄温肺祛寒，桑螵蛸补肾缩尿为主药。以杏仁降气利肺，紫菀温肺祛寒，覆盆子益肾缩小便，乌药温肾理气，五味子收肺肾之气为辅药。莱菔子、苏子、白芥子、半夏、化橘红降气化痰为使药。鸡内金固脬（指膀胱）气、止遗溺为使药。

2 月 19 日随访：咳嗽遗溺之病均已痊愈。服用 7

剂药时咳及遗尿即明显减轻，可去厕所排尿。服完第8剂时，咳嗽完全消失，遗尿也完全止住，数月痛苦全部解除。为了巩固疗效，又服用3剂，共服用11剂，则与常人无异，即停药。至今未发生咳嗽，一切如正常。

（二）体　会

1. 关于严重的夜间遗尿

肾主蛰，为封藏之本，与膀胱相表里，主水，尿为水液之余，贮于膀胱，膀胱受肾气所司而启约有节。肾阳虚则阴气盛，膀胱亦因之虚冷，人体子夜间则阳虚阴盛，睡卧时阳气衰伏，不能制阴，以致阴气独发而膀胱失约，水下不禁，尿液不觉自出而尿床。本患者脉象左尺沉，右尺弱，又有腰痛，知为肾虚，再观其腰部怕风、畏冷、喜暖，结合夜间多为阴盛阳虚，故可诊为肾虚寒证。必须温补肾阳，才能制阴，阴平阳秘，才能封藏、蛰固，约束膀胱而止遗尿。根据《内经》“善治阳者，阴中求阳”的理论，以用熟地温补肾中阴血的基础上，又用附子、肉桂、淫羊藿等大补肾阳。以川断、桑寄生、锁阳、益智仁等固摄下元，此为治本之法。又考虑到每夜尿床已近20年，应兼用补肾缩小便之品，兼治其标，标本兼顾，疗效才能既迅速又稳固。故又以桑螵蛸、覆盆子、乌药既能温补肾膀之气又能收摄缩尿（如只加龙骨、牡蛎、乌梅、诃子等，只有收涩作用，没有补肾作用的药则难有好效）。鸡内金既入小肠泌别清浊，又入膀胱，固脬气，止遗尿，故加入它引经以助疗效。例4则为肾虚，虚火上浮，下元不固而遗尿。例5则为肾咳不已传于膀胱而咳嗽遗尿，均结合固摄下元而取效。可见肾主骨，齿乃骨之余，肾与膀胱相表里，肾司二便，肾主下元，尺脉主肾病，寒伤肾等理论，是能指导临床实践的。

以上是结合例1、例4、例5的症情而谈中医理论的运用。但是遗尿不一定全是肾虚寒证，还有的属气虚，有的因肺虚不能制下，有的属热盛火动，有的是脬气不固等等，各自又有各自的特点。总之，运用中医理论要密切结合具体情况，不能机械套用。

2. 关于每晚大咳血

前人论咳血，虽有内伤、外感、阴阳虚实等分别，但一般认为属于肺热证者较多。如《赤水玄珠》中说："咳血多是火郁肺中，治宜清肺降火"。朱丹溪更有"吐血，火病也"之说。陈修园则说："凡治血证，以治火为先"。可见前人经验认为大出血之病，火热证为多，当然要注意分辨虚火、实火、龙雷之火、无根之火（前人称灯烛之火，指灯油尽而自焚之火）等等。认为火热之邪可导致血热，血热则沸腾妄行，血不循经，从上而溢则为咳吐衄，从下而泄则为便溺崩等等。另一方面，血为阴，气为阳，阴中有阳，阳中有阴，气中有血，血中有气，血为气之母，气为血之帅，血之运行，气为之本。故前人治上部出血有"气降则火降，火降则气不上升，血随气行，无溢出上窍之患"的理论。结合这些理论，从本病人的脉症来看，属于肺胃实火、血热妄行之证。在治疗上，不是采用大量止血药去止血，而是主用凉血、清火、降气之法，遵"玉女煎"气血两清之意结合《千金方》治吐血生地、大黄方，釜底抽薪之意，随证变化。方中以生地凉血，平血中沸腾之热，生大黄泻血分实热而釜底抽薪。更辅以生石膏大清气分火热。栀子、黄芩清泻中上二焦火热。再根据气降则火降的理论，取旋覆花降气除痰；取槟榔“性如铁石之降”的特点，以达气降火降的目的。又配天冬、玄参滋阴降火。更考虑到每晚大咳血，且七八天不止，故又遵急则治其标的法则，以茅根炭、荷叶炭、藕节炭、当归炭、白及等群药止血。又怕离经妄行之血易生瘀血，某些炭药亦可致瘀血，故又配用少量丹皮、红花，既可去瘀又能生新（新血才易止血）。牛膝入血分引上逆之血下行。气降火消，血降热平，则咳血自止。前人告诫我们“见血勿治血，见痰勿治痰”，就是要求我们一定要遵照“治病必求其本”的要求去辨证论治，不要头痛医头，脚痛医脚。通过此例，体会尤深，愿与大家共勉。

3. 关于“治病必求于本”

《内经》阴阳应象大论中说：“阴阳者，天地之道也，万物之纲纪，变化之父母，生杀之本始，神明之府也，治病必求于本。”可见中医理论认为人体之脏腑气血，天气之风寒暑湿，疾病之表里上下，脉象之迟数浮沉，药性之温平寒热等等皆不外阴阳二义。故治病必须掌握阴阳变化的规律，要探讨疾病的发生、发展、转归变化的道理。因而把它称做“治病必求于本”。这个“本”即指阴阳而言。例如《内经》中还说：“善诊者，察色按脉，先别阴阳”。因为中医各种理论均贯穿着阴阳学说。所以在辨证论治时必须结合阴阳盛衰、消长转化等道理去分析病情，抓住疾病变化的本质，给以恰当的治疗，才能提高疗效。如第一例即抓住了肾阳虚这一本质，用温壮肾阳为主而治愈。第二例则掌握了阳盛火热而治以凉血泻火，取得良效。例4则抓住了肾阴阳俱虚、虚火上炎这个根本，而采用引火归原法而治愈。这些病例皆是根据阴阳学说给疾病以动态的观察，整体的分析，辩证地看待阴阳盛衰、邪正强弱、气血升降、标本转化等关系的结果。

另外，还有“标本”之论，用标和本来说明主次的关系，阐发相对概念的关系。例如以正气与邪气来说，正气为本，邪气为标。以先发的病与后发的病来说，先发的病为本，后发的病为标。以病因和症状来说，病因为本，症状为标等等。《内经》说：“知标本者，万举万当，不知标本，是为妄行”。可见“标本”也是从阴阳学说引申而来。我们在临床上进行辨证论治，必须熟练掌握这些理论，以提高辨证论治的水平。

4. 从整体观来观察病机变化

中医通过阴阳、脏腑、经络、气血、五行等学说，把人体的生理病理、内外上下、器质功能、物质精神等都联系成为一个统一整体。故中医的五脏并不是形态学的分类，而是通过藏象学说等理论把人体的脏器与功能等归纳成为五大类，从而把人体内部以及人体与环境都统一起来。所以中医在辨证论治时是把人体当作一个统一的整体来观察的。这与用局部观点进行观察不同，正如恩格斯在《自然辩证法》中曾高度评价过这类整体观念。他说：“虽然十八世纪上半叶的自然科学在知识上，甚至在材料的整理上高过了希腊古代，但是它在理论地掌握这些材料上，在一般的自然观上却低于希腊古代。”他还说：“在希腊人那里——正因为他们还没有进步到对自然界的解剖、分析——自然界还被当作一个整体而从总的方面来观察。……如果说，在细节上形而上学比希腊人要正确些，那末，总的说来希腊人就比形而上学要正确些。”中医理论也有与此相类似之处，总的说来，中医理论是从整体观念出发的。如例3，西医诊断为脑动静脉畸形，而考虑把畸形的血管切除。中医则从整体观念出发，认为病虽在上，而与下的关系非常密切，上部的不该出血而出血与下部的该来而不来的血是统一的整体，基于此观念，故诊为经闭倒经，采用了上病下取、通经活瘀之法而取得满意的疗效。再如例4，则根据齿乃骨之余，肾主骨等理论，从整体观念出发，认为是下元虚、虚火上浮而致，故采用整体治疗的方法，不去专治牙而牙痛自愈。例5亦是从整体来考虑，采用肺、肾、膀胱同治的方法，不但咳嗽痊愈，而且咳则遗溺亦很快痊愈。此例如单治咳或单治遗溺则都不会见效，进行整体治疗，则见效非常迅速。所以在临床上运用辨证论治时，对某一局部症状或某一精神症状，某一脏腑症状或某一功能障碍，都须从整体观念出发，联系整体的生理、病理等关系去观察病机变化，进行辨证论治。

5. 从运动变化中调整动态平衡

中医还有一个重要的思想，即认为人体的生命现象与疾病现象都是在一刻不停地运动变化着。如《黄帝内经素问·天元纪大论》说：“动静相召，上下相临，阴阳相错，而变由生也。”同书“六微旨大论”说：“夫物之生从于化，物之极由乎变，变化之相薄，成败之所由也。”又说：“不生不化，静之期也。”又说：“故非出入，则无以生长壮老已；非升降，则无以生长化收藏。”这种运动变化又是互相制约、互相促进、不断运动、不断变化、不断发展、不断前进的，所以说是变动制化思想。人体的生命现象、病理现象都是在变动制化过程中，有条件的一定范围内的动态平衡。中医治疗疾病也就是调整这种动态平衡。如《黄帝内经素问·至真要大论》中说:“谨察阴阳所在而调之，以平为期。”同书“生气通天论”说:“阴平阳秘，精神乃治。”基于这种变动制化思想，对例3考虑到虽然脑内动静脉已发生畸形，但它的存在与发生的功能障碍仍是在变动制化过程中有条件的存在的，如使其条件改变，则可改变其产生功能障碍的情况而使之得到向有利的方面改变。故此，采用调理冲任、上病下取、调经活血等治法而使其在变动制化中诱导其发生向愈的改变，渐向“阴平阳秘”方面变化而达到“精神乃治”的动态平衡。我认为以变动制化的思想去看待疾病的发生、发展，及时采用药物、针灸等治疗方法，给予整体调整，使其正在变动着的变化，转化为对机体有利的条件，促使其失去制化的变动转化为有制化的变动，而使机体恢复其应有的动态平衡，是在辨证论治时应该时时想到的。这仅是个人的一点想法，仅供参考。

三、随证运用治疗法则是辨证论治的重要环节

医者在运用中医理论对疾病进行辨证分析而确定了病、证之后，就要根据病证的虚实寒热等情况，确定治疗法则，然后根据治疗法则的要求去选方、选药组织处方。在这一过程中，既要注意确定治疗总原则，更要注意根据具体情况随证运用。所以机动灵活地随证运用治疗法则，也是辨证论治的重要环节。这一环节如果处理不好，则不但可以出现虽然辨证正确，但疗效不好的情况，甚至可以贻误病情而前功尽弃。今结合五个病例，简要地谈谈这方面的体会：

（一）病　例

1. 痎疟（发热，原因待查）

李某，男，63岁，干部。初诊日期1974年4月15日。

问诊：主诉反复发作性高烧已二年多。

两年多来，每隔3～7天左右即发高烧一次，体温达38.5℃～40℃。每次发烧约持续3～4天，渐渐自行缓解退烧。在发烧期间曾使用过多种药物，均不能改变其发烧规律。偶尔也有发烧几小时而自退或隔约20天发烧一次者，但这种情况很少，总以每隔一周左右即发

作一次为最多。发烧之前先发冷，随之即发烧，有时呕吐。此次从湖南来京，住在北京某医院一月多，曾用多种抗菌素、退热剂及服中药治疗，未能制止其发作。在医院除做过多种化验检查外，也做过同位素扫描、超声波、胃镜、胆囊造影等检查，但均未能确定诊断。最近医院建议做腹腔镜检查，因本人不同意而出院，遂来我院门诊。

目前发作过去已有4~5天，又将发烧，现感右胁及胆囊区堵满不适，恶心，口苦，口渴，纳差，鼻塞，咳嗽，咳出较多的黄白黏痰，腰酸乏力，精神不振。

望诊：发育正常，较瘦，久、重病容，面色不华。舌苔薄而微黄。

闻诊：说话声音较低，呼吸有时气短，时有咳嗽，咳声清亮。

切诊：头颈胸腹未见异常。脉象：左手沉细，右手弦细。

辨证：据其寒热交作，定期而发，口苦，恶心，有时呕吐，右胁发满，舌苔薄，脉见弦象来看，知病邪在少阳半表半里之分。此患者发病已二年之久，知病属痎疟。根据其发作时热多寒少的特点，可诊为表里不和，营卫失调，病久内热之证。

治法：和解少阳，清热达邪。

处方：小柴胡汤合白虎加桂枝汤加减：

柴胡25克　黄芩12克　党参15克　炙甘草3克　生石膏30克（先煎）　赤白芍各12克　桂枝6克　生姜3片　大枣4个　陈皮9克　茯苓12克　牛膝9克

水煎服，4~6剂。

方义：本方以柴胡和解少阳半表半里之邪热为主

药。黄芩清泻少阳火热；生石膏清解气分邪热为辅药。更以党参、甘草、大枣甘缓和中，补益正气，以助抗邪之力；桂枝辛而甘温、解肌达表、调和营卫而助驱邪外出之力为佐药。赤白芍益阴和营、活血清热；陈皮、茯苓化痰除湿治咳；生姜辛散，通行表里，并防黄芩、石膏之寒凝伤中；牛膝利腰膝为使药。总之，取小柴胡汤之和解转枢，白虎加桂枝汤之清热达邪，共成和解少阳、清热达邪之剂。

二诊（4 月 19 日）：上药已服 4 剂，自服药以来，距上次发烧后已 7～8 天，未再发烧，精神略有好转，已不口渴，余症大致同前。再加减上方治之。

柴胡 25 克　黄芩 12 克　半夏 9 克　党参 15 克　生石膏 30 克（先煎）　赤白芍各 12 克　桂枝 6 克　陈皮 9 克　杏仁 9 克　茯苓 12 克　槟榔 9 克　草果 9 克　常山 9 克　水煎服，4 剂。

三诊（4 月 22 日）：自服药以来已十多天未发烧，胁部不适已除，未呕恶，口苦减轻，舌脉仍同前。再投 19 日方 3 剂。

四诊（5 月 3 日）：上方共进 10 剂，一直未再发烧，体力也较前好转。舌苔较厚，尚有些咳嗽。仍在上方中把党参增到 18 克，去常山，加厚朴 9 克。3～6 剂，效可继服。

五诊（5 月 17 日）：上方进 14 剂，一直未再发烧，食纳已增，咳嗽、吐痰已减少。舌苔同前，脉细之象渐退。仍守上方，将桂枝减为 4.5 克，加白蒺藜 9 克。6 剂，效可继服。

六诊（5 月 31 日）：上药共进 10 多剂。患者精神振作，体力已恢复，面色已红润，自觉症状已不明显，舌苔化薄，脉象略弦滑，已无细象。仍以5月17日方把党参加到30克，去白蒺藜，加何首乌12克。3～6剂，效可继服。

七诊（6月8日）：精神、面色、体力又比上次转佳，饮食基本正常，二便调匀，舌苔尚薄黄，脉象略滑，已见缓象。患者追诉：上次诊后，自认为服药已40余剂，已50天未发烧，故拟停药一周，观察情况，但在停药期间，曾有一天发烧一次（39℃），立即服所取的中药，当日即退烧，此后未再停药，亦未再发烧。据此情况，四诊合参，知患者正气虽已恢复，但尚未十分健壮，邪气亦尚未彻底解清，故仍在祛邪的同时加强扶正，以利康复。处方如下：

柴胡25克　黄芩12克　半夏9克　党参30克　何首乌15克　生石膏30克（先煎）　赤白芍各12克　桂枝6克　陈皮9克　草果9克　茵陈12克　泽泻9克　槟榔9克　厚朴9克　杏仁9克　6剂。

八诊（6月15日）：上药进7剂，自觉精神、体力恢复得更好，未再发烧，除有轻微咳嗽外已无其他自觉症状。舌苔已不黄，脉象亦渐和缓。故减少柴胡、黄芩的用量，并去掉生石膏、茵陈、泽泻祛邪之品而转入扶正为主。处方如下：

柴胡18克　黄芩9克　半夏9克　党参30克　何首乌15克　桂枝4.5克　赤白芍各9克　草果9克　槟榔9克　厚朴9克　杏仁9克　紫菀12克　6剂。

九诊（6月22日）：精神、体力均佳，一直未再发烧，自觉病已痊愈，又曾停药一周，也未发烧。故准备回原籍休养，要求改服丸药，以巩固疗效。查其气色、舌脉均无大异常，同意患者意见，并嘱其在等候配制丸药的期间，再服几剂汤药，以后即接服丸药。处方如下：

（1）汤药方：上方去厚朴加茯苓12克　6剂。

（2）丸药方：柴胡46克　黄芩25克　半夏25克　党参78克　何首乌46克　桂枝12克　赤白芍各21克　草果24克　槟榔24克　杏仁18克　紫菀30克　茯苓30克　厚朴30克　白术15克　茵陈15克　香附21克　元胡21克　泽泻15克　共为细末，炼蜜为丸，每丸重9～10克，每次服1～2丸，一日两次，温开水送服。

患者持方欣然而去。

2. 癥瘕（脑肿瘤？）

李某，女，29岁，河南省某专区人民医院职工家属，住院会诊病例。初诊日期1969年12月9日。

问诊：主诉左半身麻木抽搐，口眼频频抽动，言语不利已7～8天。

1969年10月下旬，她在喂奶时，突然全身发抖，不能说话，随即昏迷倒地，口吐白沫，眼向上翻，怀中的女儿掉在地上。当即急诊住入某专区医院，查血压150/90毫米汞柱，查血象正常，诊断为①症状性癫痫；②高血压。经服用苯妥英钠、降压灵、地巴唑、维生素B_1，并注射青霉素、链霉素、叶酸、维生素B_{12}和B_6等，仍每日抽搐3～12次，每次3～10分钟。即转到郑州某医学院诊治。12月3日经内科、神经科等会诊，并做脑电图、腰椎穿刺等检查，诊断意见为：右侧半球中央顶部有可疑之局灶。经过5～6天的治疗，仍无好转，时时抽搐。又经过各科会诊，诊断为：颅内占位性病变（脑肿瘤）？须转上海或北京做手术治疗。因患者不同意做脑手术，于12月8日又回到某专区医院，住院治疗，并要求中医会诊。

12月9日会诊，当时患者左半身麻木、时发抽动，口向左歪，口眼亦发抽动，舌强，语言不利，健忘，不能记事，抽搐不分昼夜，频频发作，用苯妥英钠等不能制止发作，已数个日夜不能入睡，因而心情紧张、害怕，两手拉着爱人的手，日夜不放。

望诊：发育正常，营养一般，急重病容，神情紧张，表情焦急，面色晦暗不泽。口眼向左歪，时时抽动，四肢频频抽搐，以左侧上下肢明显。舌苔白。

闻诊：言语不清，声音低，呼吸在不抽搐时尚均匀，抽搐时则不匀。

切诊：头颈胸腹部未摸到异常，左面部可摸到抽动，左上下肢抽搐时发硬、阵阵痉挛。脉象两手均滑而带弦。

辨证：肢体、口眼频频抽动，脉见弦象，是为风动之症。"诸风掉眩皆属于肝"，知病在肝。严重健忘，彻夜不眠是神不守舍所致。舌本失灵，言语不利，苔白、脉滑，乃湿痰随风上犯，痰阻舌本，蒙乱清窍而成。风为阳邪，其性主动，善行数变，风动筋挛故肢体、口眼时时抽搐。四诊合参，知病在肝心脾而目前以肝为主，故诊为肝风内动，风痰上扰，发为癔疢之证。

治法：平肝息风，化痰安神，佐以开窍。

处方：自制平肝息风汤合涤痰汤随证加减。

生石决明31克（先煎） 生代赭石30克 白芍12克 香附12克 白蒺藜12克 钩藤25克 全蝎9克 蜈蚣2条 化橘红9克 清半夏9克 制南星4.5克 桑枝30克 朱远志9克 3剂。有效再进3剂。

方义：方中以生石决明潜纳肝阳，生代赭石镇降肝阳为主药。白芍养阴柔肝，香附理气舒肝，蒺藜、钩藤平肝息风为辅药。全蝎、蜈蚣止痉、定搐、祛风，橘红、半夏、南星除湿化痰，朱远志开窍安神（与决明、赭石相伍，安神之力可加强）为佐药。桑枝通达四肢，舒活经络，兼能祛风，用以为使。

二诊（12月15日）：进上药有效，连服6剂，现抽搐已停止，说话清楚，左半身麻木减轻。稍能入睡，尚健忘。舌苔、脉象仍同上次。仍守上方，加菖蒲4.5克，朱砂粉、琥珀粉各1.2克（分冲）。6剂。

三诊（12月22日）：药后一直未发生抽搐，左半身及肢体已不麻木，左上下肢尚感力弱，说话声音已恢复到正常，夜已能睡，健忘大减，精神好转，面色红润。舌苔薄白，脉象略滑。仍守上方，稍事加减。去南星，生赭石改为45克，另加天竺黄6克、茯苓12克。减去朱砂及琥珀。6剂。

嘱其服完汤药后，可改服丸药，以巩固疗效及消除病根。丸药方仍以本方五倍量（代赭石稍减量），共为细末，炼蜜为丸，每丸重9～10克，一日二次，每次1～2丸，温开水送服。

1970年7月21日追访：自1月份服丸药，约服了4～5个月，抽搐未再发，病已痊愈，并且已怀孕6个月。嘱其不要再服丸药，注意安胎、休息。并给她开了安胎养胎药方以备用。

1973年冬追访：一直未复发，并已在家属连参加工作。

1974年5月追访：没有复发过，一直在五七工厂工作，身体很好。

1978年3月追访：自治疗后八年来，没有再复发过，身体很好，能坚持全日工作。病愈后又生一个男孩，已上小学一年级，身体健康。

3. 中风（脑动脉血栓形成）

李某，男，65岁，农民。河北省某县某医院住院病人。会诊日期：1978年5月10日。

问诊：主诉右侧半身不遂，舌謇语涩已四天。

四天前感到右上下肢麻木、活动不利，但尚能活动，言语声音有些改变，说话较笨，次日诸症越来越重，即送来医院。经检查诊断为脑动脉血栓形成，入院后经输液等治疗，未见好转，半身不遂日渐加重，即邀中医会诊。

现症：意识尚清楚，能回答问题。头晕，嗜睡，舌头活动不灵，语言謇涩，勉强能听清。右上肢完全瘫痪，右下肢能勉强抬离床面，不能屈伸活动。右侧面部下半部瘫软，口向左歪，右侧口角下垂、流涎。大便秘结，已数日未行。

望诊：发育正常，营养中等，口面歪斜，朦胧嗜睡。舌苔白厚、略黄。右半身不遂。

闻诊：言语謇涩，声音不低，呼吸正常。

切诊：脉象弦滑有力。腹诊未见异常，右侧上下肢不遂如上述。

辨证：年岁已高，头晕，嗜睡，舌苔白厚，面口歪斜，语言謇涩，半身不遂，脉象弦滑，是为肝风内动，风痰上扰，蒙乱清窍，痰阻经络，气血流行失畅所致。风为阳邪，风痰阻滞，郁而化热，热结阳明，故舌苔变黄、大便秘结不行。四诊合参，诊为中风病、中经证

（已向中腑证转化）。

治法：祛风化痰，清热活络。

处方：桑枝30克　防风6克　胆南星9克　半夏9克　化橘红12克　茯苓9克　枳实9克　羌活6克　瓜蒌30克　生大黄3克　红花9克　片姜黄9克　2剂。

方义：本方以涤痰汤和三化汤加减化裁而成。方中以羌活祛风，胆星化痰为主药。半夏、橘红化痰理气，防风、桑枝祛风活络，茯苓渗湿祛痰为辅药。瓜蒌、枳实、大黄化痰降气、清化阳明、通肠泻热，红花活血通络为佐药。片姜黄活血通经，又兼能引药入肩臂为使药。共成祛风化痰，通肠泻热，祛瘀活络之剂。

二诊（5月12日）：进上药2剂后，大便已通畅。右上肢已能活动，能抬起离开床褥。右下肢已能屈伸自由，活动增强，但蹬力尚小。头晕还未全除。舌质略黯，尚有白苔。脉仍有弦滑之象。再守前方，稍事出入。

胆南星9克　羌活6克　半夏9克　化橘红12克　茯苓9克　桑枝30克　瓜蒌30克　枳实9克　生大黄3克　红花9克　桃仁9克　片姜黄9克　白僵蚕6克　3剂。

三诊（5月15日）：神志清楚，言语亦好转。右上肢已能屈伸、抬起，比上次又有明显恢复。右下肢屈、伸、抬、蹬等各种活动已近于正常。大便又干结未行。已无头晕。舌上有瘀斑，苔已化为薄白。脉象右手弦滑，左手略弦，右手脉大于左手脉。再守上方出入。上方去白僵蚕，加元明粉15克（分两次冲服，如第一煎药服后，大便通下，服第二煎药时则去所剩的元明粉），大黄改为9克。1剂。

四诊（5月16日）：上药服1剂，大便通畅，饮食增加。上方去元明粉、桃仁。2剂（有效再服3剂）。

五诊（5月22日）：右侧半身的肢体活动程度已接近于正常，可以下地行走。面瘫亦全部恢复。言语清楚，恢复了正常。大便1日2次。舌苔正常，脉象略弦。病已基本治愈，再服几剂以巩固疗效。处方如下：

羌活6克　胆星9克　半夏9克　茯苓12克　瓜蒌30克　生大黄6克　红花9克　桃仁9克　地龙9克　赤芍12克　白蒺藜9克　桑枝30克　3剂。

患者于5月24日，自己走着高兴地出院，回家休养。

4. 严重失眠

汪某，男，36岁，北京某医院胸部外科医生。初诊日期：1967年12月17日。

问诊：主诉彻夜不眠已三四天。

患失眠症已数年，因每晚均服安眠药，渐致服一般安眠剂如“眠尔通”等均无效，而改服水合氯醛，并且用量亦渐渐增大，常常一次服用超过一般用量的数倍，习以为常，大便经常溏泄。参加卫生部赴西北医疗队到甘肃后，仍每晚服用水合氯醛等安眠药。近六七天来因做手术多，工作过于劳累，精神紧张，故虽服大量安眠药也是通宵不能入睡。最近二三晚每于睡前一次服10%水合氯醛液100毫升，也不能入睡，反而烦躁不能静卧，时而从床上下来，在地上蹲一会儿，时而开门站着吹吹风，时而到门外走一走再回来，总之一夜不能卧、不能眠，眩晕，不思食，大便一日六七次。心慌，心跳（有时达140/分），性情烦躁。为此特由集体宿舍搬到旅馆住单人房间已数日。

望诊：发育正常，营养一般，神情紧张。舌苔白，略乏津液。

闻诊：言语清楚，声音正常。

切诊：腹诊未见异常。脉象沉细滑数，右尺弱。

辨证：肝为罢极之本，因过度疲劳而彻夜不寐、性情急躁、头目眩晕，知为肝阳偏旺，阴阳失调，阳不入于阴中所致。肝旺害脾则不思食且大便溏泄。后天失养，生化乏原而见脉细血虚，血不荣心再兼用心过度致心神不守而严重失眠，且见心慌心跳。右尺脉弱为肾阳不足，肾阳虚不能温煦中焦，中湿不化，不但加重大便之溏泄而且影响心肾之相交，亦加重失眠。综观脉症，诊为肝阳偏旺，心神不守，脾肾两虚所致的失眠症。

治法：平肝潜阳，养心安神，健脾和中。

处方：生石决明（先煎）30克　生龙牡（先煎）各15克　生赭石（先煎）25克　炒枣仁15克　朱远志9克　朱茯神12克　杭白芍9克　生白术9克　清半夏9克　北秫米9克　明天麻6克　双钩藤15克　炙甘草4克　1剂。

方义：方中以生石决明养肝阴、潜肝阳，生龙牡潜阳安神，生赭石重镇平肝并能安神为主药。以炒枣仁敛神养心，朱远志交通心肾以安神，朱茯神养心安神并能益脾，杭白芍柔肝益脾为辅药。以清半夏配北秫米和中益脾而安神，生白术配炙甘草健脾益气为佐药。以双钩藤、明天麻平肝息风为使药。共成平肝潜阳，养心安神，和中健脾之剂。

二诊：药后夜间能静卧，据其爱人说曾睡了一会儿，昨晚服中药，只吃眠尔通两片，未服水合氯醛。大便次数增多，一日约10次，但精神好转，头晕减轻。舌苔化薄了一些。再加减前方。

生石决明（先煎）15克　煅龙牡各15克（先煎）朱远志9克　朱茯神12克　清半夏9克　北秫米9克　杭白芍9克　炒白术9克　明天麻6克　双钩藤15克　炒枣仁12克　炮姜3克　炙甘草6克　诃子9克　煨葛根6克　1剂。

三诊（12月19日）；已能安卧，大便1日3次，夜间能睡一会儿，食欲增加。未服西药安眠剂亦能入睡，自觉身体有恢复，已与在北京时差不多了。舌、脉同上次，再加减前方。

煅龙牡各15克（先煎）　朱远志9克　朱茯神12克　炒白术9克　党参9克　白芍9克　肉豆蔻9克　诃子9克煨　葛根6克　补骨脂9克　肉桂2.5克　炙甘草5克　钩藤15克　2剂。

四诊（12月21日）：日夜均能安卧，每夜能睡2~3小时，已停服一切西药安眠剂，自动搬回医疗队集体宿舍来住。食欲好，大便一日5次，头脑清楚。舌苔已全部化完，脉神见静，已无弦数之象，略滑细。再加减上方。

煅龙牡各15克（先煎）　朱远志9克　朱茯神9克　炒枣仁12克　北秫米9克　炒白术9克　生白芍15克　党参9克　补骨脂9克　五味子3克　煨葛根6克　诃子9克　炮姜5克　炙甘草5克　2剂。

五诊（12月23日）：睡眠已稳，精神食欲均佳，虽已多日不服西药安眠药，仍能1次睡眠3小时左右，其它时间亦能静卧休息。仍投上方3剂，以巩固疗效。

此后精神、食欲均佳，能正常工作。

5. 失眠、遗精

许某，男，29岁，干部。病历号78937。初诊日期：1962年4月2日。

问诊： 主诉失眠、头痛、遗精一年余。

一年多来失眠，每晚只睡1～2小时，并常有时彻夜不眠。右前额部疼痛，白天有时头晕。晚间倦怠嗜卧而不得眠，入睡则盗汗、多梦、遗精（每周3～4次）。手足有时发麻，夜间尿频，一夜3～4次，不痛不黄。有时心悸、鼻衄。大便正常。

望诊： 发育正常，营养一般，精神欠佳。舌苔薄白，舌质微红。

闻诊： 未发现明显异常。

切诊： 胸、腹、四肢，未见异常。脉象两手均细。

辨证： 据其失眠年余，伴有遗精、盗汗，脉细，知为阴虚、心肾不交。肾阴不足而不能济心，心血不足而不能下济肾精，心肾不能相济，故失眠、心悸、遗精、尿频。肾阴虚不能养肝，则肝阳易动而上扰，故右前额疼痛，并有头晕。阴虚生内热，内热迫血故有时鼻衄。四诊合参，诊为阴虚阳旺，心肾不交而致之失眠、遗精证。

治法： 滋阴益肾，平肝潜阳，安心神、固下元。

处方： 生地黄12克　生白芍9克　生石决明24克（先煎）　酸枣仁12克　生牡蛎15克（先煎）　香附6克　朱远志6克　首乌藤12克　磁朱丸6克（布包煎）　芡实9克　莲须6克　水煎服，3剂。

方义：本方以挹神汤（自拟方）加减变化而成。方中用生地黄滋养肾阴以补肾，生石决明滋肝阴，潜肝阳为主药。以生白芍养血、柔肝、益心，酸枣仁养肝补血，益心安神，朱远志、夜交藤交通心肾为辅药。香附舒肝郁以清郁热，牡蛎潜肝阳兼止盗汗，芡实固肾涩精，莲须清心固精为佐药。磁朱丸（磁石镇纳少阴上浮之火，朱砂清心热镇心安神）使心肾相济而定志安神为使药。共同组成滋阴潜阳，平肝益肾，安神固精之剂。

二诊（4 月 5 日）：药后头痛已大减，头晕、周身乏力、四肢发麻之症状消失。失眠和夜尿频仍同前。口唇发干，咽干不欲多饮。舌苔薄白，舌质略红。脉象细。前方去香附，以防香燥伤阴，加知母 9 克，以清心胃之热，并能滋肾。加合欢花 9 克，以加强交通心肾之力。改首乌藤为 15 克，改酸枣仁为 18 克，并且生熟各半入煎，以加强和合阴阳而安神的作用。服 4 剂。

三诊（4 月 9 日）：药后效果明显，已能睡 3 小时以上，梦亦减少。头痛已止，盗汗已停。本周没有发生遗精。有时尚感有些头晕、易疲劳。观其诸症均有改善，说明药证合宜，故效不更方，仍守原法，处方如下：

生地黄 9 克　生石决明 30 克（先煎）　生白芍 9 克　酸枣仁 18 克（生熟各半）　朱远志 6 克　首乌藤 15 克　合欢花 9 克　生牡蛎 18 克（先煎）　知母 9 克　磁朱丸 6 克（布包）　3 剂。

此后，诸症渐消，仍守此法，以上方稍事出入，又治疗 3 次即痊愈而上正常班工作。

（二）体　会

1. 关于“痎疟”的诊断

“痎疟”之名，见于《内经》。例如：“夫痎疟皆生于风”（《素问·疟沦》）；“夏伤于暑，秋为痎疟”（《素问·生气通天论》）等等。后世对痎疟的理解与解释，不尽相同，一般说，可有三种说法：①痎疟是疟疾的通称；②痎疟是两日一发之疟；③痎疟，指久疟、老疟。如《丹溪心法》中说：“痎疟，老疟也”；《医学纲目》说：“久疟者，痎疟也”。我认为病例1符合第三种说法。本患者身居我国南方，感受暑热之气的机会较多，如《内经》说：“疟先寒而后热者何也？……夏伤于大暑，其汗大出，腠理开发，因遇夏气凄沧之水寒，藏于腠理皮肤之中，秋伤于风，则病成矣。”（疟论）病初发时或治不及时、或治不得法、或正气不足，病邪未解而伏于少阳半表半里之分，邪正相争则病作，邪正相离则病休，反复不已。前人认为“热重于寒者，暑热多而风寒少也”，本患者发热多于发冷，甚至发热2～3天才解，知为郁热盛。再根据其发病时用何种退烧药也不能退其热，反之，如不治疗，届时也能自行退热。这正如《素问·疟论》所说：“夫疟者之寒，汤火不能温也，及其热，冰水不能寒也……当此之时，良工不能止，必须其自衰乃刺之”之说。参证丹溪、楼英关于老疟、久疟即痎疟的说法，此人已发作二年多，可称得上久、老，故诊为少阳不和，久郁热盛的痎疟。

我国古代医家，因受历史条件所限，不能认识疟原虫，故对疟疾的定义与现在不同。古人所称的疟疾是指寒热交作，定期而发，先寒后热，或寒多热少或寒少热多，甚至有的先热后寒，或但热不寒，或但寒不热等等疾病而言。从今天看来，这些疾病中，有的是属于现代医学诊断的疟疾，检查疟原虫阳性的；但也包括了类似疟疾而检查疟原虫却为阴性的疾病。从这一点来看，古人对疟疾的认识，确实不如今人准确、精细。但值得注意的是直到今天我们按照前人论疟的理论来治疗疟疾，仍能收到满意的效果。并且单纯使用针灸治疗，也能制止疟疾发作，值得研究。

2. 关于和解法的运用

前人认为“疟疾不离少阳”，故治疟以用柴胡剂和解少阳为主。此法属于治病八法中的“和”法。但是，使用和法治疗疟病，才只是确定了一个治疗原则，如不根据具体病人、具体病情去加减变化，灵活运用，制订出具体的和法，还是不能取得理想的效果。如第一例，他在来诊之前，也曾服用过中药200多剂，其中也有用和法的，但未见效果，这其中就有个随证加减、灵活运用问题。初看来，本病人发病已二年多，又是63岁高龄，脉有细象，面色不泽，是有正虚的一面，但仔细分析，据其每次发病热多寒少，高烧2~3天才退，体温高达40℃左右，右胁堵满，舌苔发黄，脉有弦象，是确有邪实的一面。根据本病人邪正的强弱盛衰等全面综合分析，是邪气偏盛决定了本病的性质，虽然有实中夹虚之情，但目前以实证为主，因而确定以小柴胡汤加减治疗。但用小柴胡汤来和解，仍属于一般治法，故又结合本患者发热多于发冷、热多寒少的特点而选用白虎加桂枝汤（治热多寒少或但热不寒的疟疾）法与小柴胡汤法合用，既注意了疟病治疗的共性，又密切结合了本病人发病的特性。二诊时，看到药已对证，则又加入常山、槟榔、草果加强除痰、化湿、治疟、达邪外出之力，以助成功。随着证情的变化，邪正盛衰的转化，第六诊时，见到邪气渐退，已到邪退正虚阶段，故把党参改为30克，并且又加入何首乌，即把何人饮的治疟精神结合了进来（何人饮：何首乌、人参、当归、陈皮、生姜。治久疟体虚）而加强了扶正作用。至于厚朴、杏仁、紫菀等，皆为结合本患者有咳嗽之症而设的治标之品，有是证则加之，无是证则减之，不是重要药物。第八诊以后，邪气已退，症状已无，舌苔已化，脉见缓象，证情与前不同，故这时不但减小了柴、芩的用量，并且去掉了生石膏，转而用扶正为主的治则，以小柴胡汤合何人饮随证加减为法。在丸药方中，不但党参、何首乌的用量都有增加，而且又加白术，使之与党参、茯苓相伍，又寓有强健中焦的作用，这也是结合了前人关于“久疟证治法，只以补脾为主”的经验。因为少阳与肝相表里，少阳久郁，必影响脾胃，且脾胃为后天之本，疾病后期注意到补脾亦是扶弱抑强、调和肝脾之法，脾运健旺，人体亦容易健壮。总之，使用和解法要注意结合病人具体情况以及病程的各个不同阶段、邪正盛衰的转化等而灵活运用。正如清代名医程钟龄所说:“有清而和者，有温而和者，有消而和者，有补而和者，有燥而和者，有润而和者，有兼表而和者，有兼攻而和者，和之义则一，而和之法变化无穷焉。”

3. 关于平肝息风法的运用

平肝息风法主用于治疗肝风内动之证。患者肝风内动时，不但发生眩晕、震颤等症，还可以有突然昏仆、口眼㖞斜、四肢抽搐、咬牙、吊眼等症。如《内经》所说:“诸暴强直，皆属于风”；“诸风掉眩，皆属于肝”，“风胜则动”等等。治疗肝风内动，一般都用平肝息风法。但是，这只是确定了一个治疗原则，还要结合具体病情，对所选定的药方进行采摘取舍，随证加减变化，灵活运用，才能取得比较理想的治疗效果。以本文例2来说，患者虽然证属肝风内动，但却不是只用“平肝息风汤”（生石决明、生代赭石、白芍、香附、黄芩、白蒺藜、钩藤、全蝎、蜈蚣）去治疗，而是结合本患者有脉滑、舌苔白、舌本不利、记忆力大减等症，考虑到肝病最容易害脾（古称木克土），脾受影响则中湿不化，湿聚成痰，风邪挟痰上扰，不但可助眩晕、昏仆之势，而且还可以蒙乱清窍，使人失神、失聪、健忘、昏乱，痰阻舌本可使人言语不利、舌謇失语等等。因而知其脉滑、苔白、言语不清等为风痰上扰所致，故又选用“涤痰汤”来随证应用。因热象不明显故去掉了平肝息风汤中的黄芩。因目前风动抽搐之情严重，故二方之中又要以平肝息风汤为主，只取涤痰汤中的半夏、橘红、南星祛湿化痰以协助成功。因健忘明显，日夜不眠，故把涤痰汤中的菖蒲易以朱远志，这样不但仍保持涤痰汤化痰开窍之意，而且加强了安神定志之力。又考虑到肢体抽搐频频，故又配以桑枝既可帮助息风，又能通达四肢，舒利经络。二诊时，风象渐息，健忘尚存，睡眠尚差，故加入菖蒲以助开窍醒脑；朱砂、琥珀以镇心安神。三诊时，舌苔已化为薄白，脉象已转为略滑，诸症已基本近愈，故去掉南星以防过燥，不适于久服。而加入天竺黄以深入一步去清除心经之痰；茯苓化湿健脾以除生痰之源；加重代赭石的用量以镇肝安神，同时，镇肝亦能间接助脾，中焦健运则有利于身体康复。此时已无用朱砂、琥珀之指征，且朱砂不可长服，故都去掉。

通过本例的治疗过程和治疗效果，可以看出，对于根据辨证而确定的治法，必须再密切结合病人的具体情况和具体证情，把所拟选的药方进行加减变化、采摘取舍、灵活运用，才取得了满意效果。

4. 关于治则与治法的结合运用

严格说来，治则与治法是不同的，但二者又是密切联系在一起的，既有区别又有联系。分而言之，治则主要是指治病的总规则而言。例如《内经》所说："治病必求于本"；"谨守病机，各司其属，有者求之，无者求之，盛者责之，虚者责之，必先五胜，疏其血气，令其调达，而致和平"；"补上治上制以缓，补下治下制以急，急则气味厚，缓则气味薄，适其至所，此之谓也"；"寒者热之，热者寒之，微者逆之，甚者从之，坚者削之，客者除之，劳者温之，结者散之"；"逆者正治，从者反治"，"热因寒用，寒因热用，塞因塞用，通因通用"；"诸寒之而热者取之阴，热之而寒者取之阳"；"其在皮者，汗而发之；其慓悍者，按而收之"；"因其轻而扬之，因其重而减之，因其衰而彰之，形不足者，温之以气；精不足者，补之以味；其高者，因而越之；其下者，引而竭之"以及标本缓急等等。治法是指具体的治疗方法而言。如镇肝潜阳法、平肝息风法、健脾和胃法、辛温解表法、和解少阳法、清热解毒法、活血化瘀法、急下存阴法、补气养血法等等。合而言之，治法又是治则的具体体现。所以说，二者是又有区别又密切联系在一起的。以上是从治则与治法各自的含义来谈，但如从“理、法、方、药”中“法”字的含义来谈，则这个“法”字中，既包括着治则也包括着治法。理、法、方、药之“法”，是为了解决“论治”的问题，所以立法就是治则和治法的密切结合和具体运用，以治愈疾病。如病例1，从治则来论，可以说是采用了“客者除之”的原则。邪客于少阳半表半里之分，须要除之，但从具体的“除之”之法来说，则是和解少阳、达邪外出的治法。从治法的灵活运用来说，又根据热多寒少的特点，依照“热者寒之”的治则，又结合了白虎加桂枝汤的治法，清热达表以助达邪外出之力。例2则是按照“其慓悍者按而收之”的治则而采用了潜纳重镇之品（生代赭石、生石决明、朱砂），又据患者抽搐频频不止，更进一步具体的结合肝主风、风为阳邪、主动、善变等理论，而制定了平肝息风这个具体的治法，又据证结合了化痰开窍等法，随证运用，才取得了满意的效果。

5. 治疗中风病的中经、中腑证时，要注意通大便

中风病（包括西医的脑血栓形成、脑溢血、脑血管痉挛、脑栓塞、面神经麻痹等病），中医在临床上分为中络、中经、中腑、中脏诸证。中络证最轻，主要表现为口眼歪斜。中脏证最重，主要症状是深度昏迷、口歪流涎，肢体瘫痪，二便自遗等，前人称此证为半死半生，可见非常危重。其余两证，则介于轻重两证之间。中经以半身不遂为主，或兼有言语不利等，但无神志方面的障碍。中腑证则除有半身不遂、言语失利等症外，

它的特点是还有轻度或中等度的神志障碍。这几种证候，有时可以转化，如中经转为中腑，或中腑转为中脏，或中腑转为中经，或中脏转为中腑，中腑中脏证中又有闭证、脱证之分，闭脱也可以转化等等，不去赘述，请阅专书。现在仅就个人体会，再谈谈中经、中腑证的治疗特点。明代医家孙文胤遵刘河间之说，认为:“中脏者，多滞九窍，故有瘫缓失音，鼻塞耳聋，目瞀便秘之症。中腑者，多着四肢，故有半身不遂，手足不随，左瘫右痪之形。”（《丹台玉案》）从临床实践来看，我的体会是，不但中脏证可见便秘之症，在中腑证中也常常出现便秘之症。因“六腑以通为用”，风中于腑，气血不通，腑气受阻，所以也致大便阻滞不下。从多年的临床观察来看，中腑证轻度或中度的神志障碍等症，多与阳明腑实证相似。如言语错乱，手足挥动，狂言妄语，目不识人，烦躁不宁，大便秘结，日晡潮热、症状加重，舌苔黄厚，脉象洪滑弦大等。符合汉代张仲景所说“阳明之为病，胃家实是也”的记述。胃为六腑之海，所以治疗中腑证时，常结合治阳明腑实证的治疗法则。故元代刘河间有三化汤之制，方用厚朴、枳实、大黄、羌活，通肠泻热、活瘀祛风，使腑气传化而生新。“三化”是通过通肠泻热，活瘀祛风而使三焦通利，恢复其传导化物的功能之意。既然中腑之证“多著四肢”，说明四肢与腑气有密切关系，所以反过来看，中经证的肢体不遂症也会与腑气有关，故中经证也常常有大便秘结多日不行之症。如例3则是中风病中经向中腑转化之证，有大便秘结、数日未行之症，故以涤痰汤合三化汤随证加减，其大便保持通畅后，诸症均较快得到恢复。最近我院一位医生患脑血栓形成病，中医辨证为中风病、中经证，在早期治疗时，对其大便干少之情，未给以足够注意，左侧肢体不遂恢复得很不理想。后来在化痰祛风、活血通络的方剂中又加入大黄6克、羌活6克、瓜蒌30克、槟榔10克以通肠润便，调畅腑气，使大便保持每日一次，则患肢的运动恢复明显加快，肌力也从Ⅲ度很快恢复到Ⅳ度，服药2～3周后，即能自己扶床栏站立，可由爱人架扶练习行走十余步。又经详细询问，虽能每日大便一次，但量不多，似欠爽快，即又将大黄加至8～10克，大便即每日一次，量多而爽。自此之后，食量大增，舌苔由厚腻而化薄不腻，患肢气力增加，活动能力明显改善，经人扶臂即可行走数十步。多年来，我在临床上多注意这一点，也常由此而取得满意的效果。大便通畅后，腑气通顺，中焦传导运化之功能恢复，气血生化之源充足，则经络气血循行流畅，瘀血去而新血生，痰浊化而清气达，故能收到满意效果。所以我认为治疗中风病中经、中腑证时，注意保持大便通畅，能增快患侧肢体活动能力的恢复。但也要注意不要“通”之过甚，大便一日数次，而成为攻下法。一般说中风病人大多正气虚弱，虽出现实证，用药中病则已，不可过于攻伐。对老年人尤应注意。正如《杂病广要》“中风”篇引《医经会解》说：“中风，又不可概用大戟、芫花、甘遂等味，以泻大肠，损其阴血，以至莫救。即欲下痰，与夫便溺阻隔，特宜以顺气滑肠之品而微利之。若毒热痰火，气实脉实，清之利之可也。”我也曾接治一例老太太，患中风病、中经证，前医曾用泻下法，一日大便泻泄数次，一连数日，症无起色，病人乏力懒动。即嘱其改用祛风化痰、活血通络，佐以调中益气之法，诸症渐渐好转。可见过于通泻则反伤正气，不利恢复，这也是必须注意的一点。

6. 关于不寐

从中医理论来看，人身阴阳气血昼夜循环不息，夜间阳入于阴中，阴阳和合，则人卧而寐。正如明代医家张景岳所说："心藏神为阳气之宅也，卫主气司阳气之化也，凡卫气入阴则静，静则寐，正以阳气有所归，故神安而寐也。"又说："心为事扰则神动，神动则不静，是以不寐也，故欲求寐者，当养阴中之阳及去静中之动，则得之矣。"本文例4，因过度疲劳及工作紧张，致彻夜不眠，据其脉症四诊合参，诊为肝阳旺、心血虚，阳不入于阴，神不守舍之证。故用生石决明、生白芍、生牡蛎、生龙骨，养肝阴、潜肝阳，即取"养阴中之阳"之意，用生赭石重镇平肝，配酸枣仁养肝血以荣心安神，生赭石亦能养血，二药相合，养血荣心、重镇安神，即寓有"去静中之动"的精神。亢旺之阳得以潜敛而入阴，耗虚之阴血得到养育而纳阳合阴，阳入于阴则静，神得血养则安，神安则寐。据此理论，辨证论治而取得了良好效果。例5虽然也是失眠，但他兼有严重的遗精（每周3～4次）、盗汗，且夜间尿频，其病机是以阴虚内热，心肾不交为主，故在治则与治法上，也有所不同。前者因过于疲劳，阳不入于阴，神不守舍，故治以平肝潜阳，养心安神，健脾和中。后者则治以滋阴益肾，平肝潜阳，安心神，固下元而取得良效。可见确定治疗法则时，切忌死板呆滞，必须随证变化，灵活运用，才能取得理想的疗效。

四、灵活运用方药是辨证论治的重要措施

辨证论治的具体体现是理、法、方、药，在这四个方面，方、药占了很大比重，可见方药的灵活运用在辨证论治中是非常重要的。所以说，根据辨证、立法的要求，对所选用的药方，结合具体情况进行灵活加减、随证变化，是取得良好疗效的重要措施。今结合五个病例，谈几点关于灵活运用方药的肤浅体会，仅供参考。

（一）病　例

1. 两肋肿块

谭某，女，61 岁，干部。病历号 4294，初诊日期 1961 年 12 月 9 日。

问诊： 主诉：两肋部各横有一大条硬肿块，时有疼痛，已十余年。

十多年来发现两肋部各有一条形硬肿块，横于两乳房下方，后半截稍高、稍粗，前半截稍低、稍细，好似倒放的牛角形。平时稍软，体积也略小些，可以不影响躺卧。每当情绪不好及劳累时，肿块处胀痛、坚硬、增大，甚则坚硬如砖而不能向左右侧卧。曾在北京几个医院做过多次诊治，并做过活体组织检查，均未能确诊，

治疗亦未见效果。近几天来，肿块又作痛，身体前屈及弯腰则疼痛加重。二便尚调，有时自觉心跳。素有高血压病史。

望诊： 发育正常，营养良好，体略偏胖。痛苦病容，精神尚佳。舌质、舌苔正常。两乳房下方各有一条明显隆起的条状肿块，皮肤颜色不变（参看切诊）。

闻诊： 未发现异常。

切诊： 头、颈、腹、四肢未发现异常。胸肋部于两乳房下沿第六七肋骨走向，各有一个条状肿块，两边对称，其后部稍高、略粗，起于腋后线上，前部稍低、略细，止于胸骨外沿，粗可盈握，其硬如砖，表面不平滑，不能移动，有压痛。脉象：两手均沉滑。

辨证： 肿块生于两肋，知病属肝经。每情绪不好则发生胀痛，知为肝气郁结所致。再参考脉象沉滑、身体略胖，可知有痰气凝结。病久入血，气痰血互结不散，年积月久，结为硬块。痰血有形，故肿块经久不散，常具其形。肝气有郁有达，故胀痛时发时止，肿块亦随肝气郁达而略见增减。四诊合参，诊为肝气郁滞、痰血凝结之证。

治法： 疏肝行气，消散痰结，佐以活络、安神。

处方： 柴胡疏肝散合消瘰丸加减。

川柴胡 5 克　制香附 10 克　炒枳壳 10 克　生石决明 19 克（先煎）　生牡蛎 12 克（先煎）　浙贝母 12 克　玄参 10 克　化橘红 6 克　白芥子 5 克　茯苓 10 克　朱远志 6 克　路路通 2 个　水煎服，3 剂。

方义： 本方取香附行气以散结；柴胡疏肝以解郁为主药。取枳壳宽胸快膈；生石决明滋肝阴以潜肝阳；生牡蛎既能潜阳又能软坚散结；浙贝散郁消痰；元参降火解毒、消散结块（牡蛎、浙贝、元参为消瘰丸方）为辅药。又以橘红化痰；茯苓祛湿；白芥子祛皮里膜外之痰，消散痰核结块；远志开心豁痰、安神定志为佐药。路路通通经活络为使药。共组成疏肝解郁、行气消痰、活络散结、安神定志之剂。

二诊（12月12日）：服上药3剂，肿块仍硬而大，胀痛略减。考虑病块已久，宜在前方基础上加重活血散瘀之品，并加服白金丸（白矾、郁金）以增强解郁消痰之力。处方如下：

香附10克　枳壳10克　郁金6克　生石决明25克（先煎）　生牡蛎19克（先煎）　浙贝母12克　玄参10克　白芥子6克　丹参12克　炙山甲5克　菖蒲5克　远志6克　3剂。

另：白金丸15克，每次服1.5克，每日两次。

三诊（12月20日）：上方进八剂，肿块大为缩小，已不胀痛，身体前屈时亦不感疼痛，只在两臂向上伸时，微有痛感，余无明显不适。脉象滑而和缓。再守前方，稍事加减。

上方加牛膝10克，增丹参为15克，白金丸仍同前。

四诊（12月27日）：上方服七剂，两个条形肿块已基本消失，望诊已看不到形迹，切诊仅摸到原发生肿块处的肌肤略有些发僵，臂、身活动时，亦无不适感，已能自由地左右侧卧安睡。舌苔厚腻，脉象沉滑。再加减上方，进行调理。

香附10克　浙贝12克　生石决明15克（先煎）　生牡蛎19克（先煎）　玄参10克　白芥子5克　天竺黄6克　炙山甲6克　细生地9克　夏枯草6克　海藻

9 克　牛膝 6 克　6 剂。

1962 年 6 月 24 日追访：去年服药后，两边肿块已全部消失，至今未再复发。1963、1964 年又两次追访，均未见复发。

2. 肝肾气滞，湿蓄膀胱（泌尿系结石）

王某，男，42 岁，北京某部队团长。初诊日期：1978 年 9 月 12 日。

问诊：主诉少腹痛，尿中带血两个多月。

两个多月来，右少腹部疼痛，经常有血尿。平时用显微镜查尿，红细胞满视野，严重时肉眼也可看到血尿。曾住在中国人民解放军某医院经 X 光肾盂造影等详细检查，未发现器质性病变，拍摄 X 光腹部平片，亦未发现泌尿系统结石，后来仍以“血尿待查”出院。出院后，听人说也要怀疑有癌性病变的可能性，故来试找中医诊治。

现感右侧少腹疼痛，时轻时重，腰部及小腹有轻微不适感，排尿时尿道微感不适，但不痛，小便色赤，大便尚调。

望诊：体格发育良好，营养佳，有焦急表情。舌苔薄白，但满布于舌。

闻诊：无异常。

切诊：头、颈、胸部及四肢未见异常。腹部肝脾不大，右下腹部的筋肉比左侧稍现僵滞，不如左侧柔软，无压痛及肿物。腰部无叩痛。脉象：两手皆弦滑略细。

辨证：少腹及小腹为肝、肾、膀胱经脉所过之域，肝肾二经气血逆滞、经脉不通故少腹阵阵作痛、筋肉僵滞不柔，小腹不适。肾与膀胱为表里，主水湿气化，肝肾气滞，下焦水道失利，湿蓄膀胱，湿郁日久渐有化热之势，故小便色赤，尿道不适。舌苔薄白满布，脉兼滑象，皆主内有湿邪。六脉皆弦，知病与肝经有关，并主疼痛。四诊合参，诊为肝肾气滞、湿蓄膀胱之证。

治法： 调肝缓急，行气利湿，佐以益肾、止血。

处方： 芍药甘草汤合天台乌药散加减。

白芍15克　炙甘草6克　乌药12克　炒川楝子12克　炒小茴香5克　炒橘核9克　茯苓12克　泽泻10克　金钱草15克　黄柏炭12克　小蓟炭21克　川断炭21克　水煎服，6剂。

方义： 本方以白芍养血柔肝，舒筋缓急；乌药顺逆气为主药。辅以甘草为芍药甘草汤，可缓急而定痛；以川楝子、小茴香配乌药，再加橘核，四药相伍，可治肝肾气逆、牵引脐腹阵阵作痛。佐以茯苓、泽泻、金钱草利湿，黄柏坚肾清热，川断强肾壮腰，炒炭又兼能止血。小蓟为治尿血要药，故用以为使。

二诊（9月19日）：用药后自觉症状减轻。在本单位查尿也有好转，尿中红细胞30～40/视野。惟感腹中疼痛，似有气下攻。舌苔薄白，脉仍同前。再加减上方。

白芍15克　炙甘草6克　乌药9克　炒川楝子12克　炒小茴香5克　炒橘核9克　海金沙12克　鸡内金9克　金钱草15克　小蓟炭21克　川断炭15克　黄柏炭9克　水煎服，6剂。

三诊（9月26日）：已服中药12剂，原自觉症状已基本消失，右下腹肌肉亦柔软。虽有时可见尿色发红，但镜检已有明显好转。惟在排尿时，感到少腹部有气向下攻窜样疼痛，未发现尿中有结石。舌苔薄白，脉同前。再加减前方（减去理气缓急之品，加重益肾破瘀、滑窍、通淋之品）。

川断炭30克　生地15克　冬葵子10克　瞿麦12克　泽泻10克　茯苓12克　金钱草15克　玄参12克　黄芩9克　黄柏炭15克　小蓟炭25克　水煎服，6剂。

10月21日接到病人来信说："六剂药于10月2日服完。服这最后六剂药期间，有明显的变化，一是放射性腹痛次数增多，有时隔一天痛一回。二是每次痛的时间增长，由过去的半小时，增加到4～5个小时。在这期间，按照您的嘱咐，多喝开水，跳一跳。10月15日，尿道排出一块枣核大小的结石。我高兴极了。之后，连续检尿四天，再未发现红细胞"。

11月上旬，病人亲自送来尿结石一块，状如小红枣核，其色褐黄。并说早已上班工作。

12月初，随访：已能参加正常工作，执行飞行任务。

1979年3月随访：身体一直很好，正常飞行。

3. 呕吐、便秘（外伤骨折后遗症）

杨某，女，40岁，黑龙江省北安县小兴安岭农场工人。初诊日期：1973年5月21日。

问诊：主诉胃胀，腹痛，呕吐已一年半以上。

1971年8月，正在劳动时，因山顶坍塌而被砂石砸倒、埋住，当即被同志们从砂石堆里扒出来送往医院，经检查诊断为颈椎神经损伤，胸椎两节压缩性骨折，多发性肋骨骨折，有四根肋骨折断扎坏了右肺而发生血气胸。经中西医抢救治疗，两个月后，上半身渐能动，右臂麻木疼痛。每天恶心呕吐数次，晚上也有时呕吐，腹部胀痛，尿频而少，红赤而痛。经继续治疗至年底，能扶墙站立、行走，但恶心、胃胀、腹痛日渐加重。1972 年曾到北京治疗数月，均不见明显效果。1973 年 3 月经黑龙江省某医院会诊，诊断为骨折后遗症；二、三、四、五组肠道轻度狭窄、粘连、梗阻；结肠癌？仍建议到北京治疗。到京后经几个医院诊治，均认为是骨折后遗症，多建议中医治疗，而来我院。

现症：胃脘发胀，腹痛，腰痛，恶心、呕吐，一日吐七八次，晚间也吐，吐前打哈欠、流眼泪、打冷战。小腹胀得像鼓一样，胀痛难忍。大便 5～7 日一次，干结如球，排便非常困难。胃中总觉着很饿，一日要吃六七次饭，但吃后仍觉很饿。右半身麻木，以右上肢为主，有时木痛。左半身出汗，右半身不出汗，健忘，睡眠不好，一夜只能睡 3 小时。

望诊：面色青黯不泽，形瘦（据云体重仅重 90 余市斤），行走须人搀扶。舌上有瘀斑，唇色较黯。舌苔厚较黄。

闻诊：言语声低，气息细怯。

切诊：腹部胀痛、拒按，叩之呈鼓音，下腹部胀较重。脉象弦滑较细。

辨证：病起于砸伤之后，舌有瘀斑，口唇青暗，知有瘀血。胸腹血瘀，气血升降失常，中焦气逆而呕吐频作，浊阴不降而大便干结难排。血不荣心而健忘、失眠，血之精华不能上现于面，故面色青暗不泽。经络气血流行失畅，故半身麻木、无汗。脉细主血虚，脉弦主疼痛。四诊合参，诊为血瘀所致之腹痛、呕吐。

治法：活瘀、降逆、润肠、通腑。

处方：柴胡 15 克　当归 12 克　红花 9 克　桃仁 9 克（打碎）　赤芍 12 克　炙山甲 6 克　生赭石 45 克（先煎）　半夏 9 克　瓜蒌 45 克　刘寄奴 12 克　珍珠母 30 克（先煎）　生大黄 9 克　生甘草 6 克　芒硝 6 克（分两次冲服）　3～6 剂。另：大黄䗪虫丸 20 丸，每日两次，每次一丸，温开水送服。

方义：本方以复元活血汤加减化裁而成。肝主藏血，故瘀血常留于胸胁，况此患者又有多发性肋骨骨折，故以柴胡入肝经，当归活血养肝为主药。红花、桃仁、刘寄奴、赤芍、炙山甲活瘀血、通经脉为辅药。生赭石降逆和中，半夏和胃止呕，全瓜蒌降气润肠，珍珠母养心安神，槟榔降气下行，甘草缓急和中为佐药。生大黄破除败血、祛瘀生新（配甘草为大黄甘草汤亦能止吐），芒硝润燥通腑为使药。以其病已久，故又配以大黄䗪虫丸以消除干血、祛瘀生新。

二诊（6 月 2 日）：上药已服 12 剂，诸症有所减轻，已能每日大便一次。腹胀减轻，呕吐减少，但不吃中药则无大便。舌苔化薄，脉滑。再守上方，稍事出入。将上方中的柴胡改为 12 克，炙山甲改为 5 克，芒硝改为 5 克，赤芍改为 15 克。加陈皮 6 克。3～6 剂，效可继服。

三诊（6 月 19 日）：诸症减轻，精神转佳。再加减前方。改瓜蒌为 30 克，炙山甲 6 克，陈皮 7.5 克。再加片姜黄 9 克、桂枝 3 克　6～12 剂。

四诊（6 月 30 日）：每 1～2 天即能顺利大便一次，呕吐减少，腹胀及腹痛都明显减轻。近几天小便黄而少，且有轻微感冒。舌苔、脉象无大变化。再以前方加减：

柴胡9克　红花9克　桃仁9克　苏木9克　刘寄奴12克　赤芍15克　片姜黄9克　香附9克　苏叶9克　荆芥6克　生大黄3克　陈皮9克　猪苓12克　茯苓12克，木通5克　黄柏9克　泽泻9克　桂枝3克　3～6剂。

五诊（7月6日）：腹胀明显减轻，自服药以来，未再发生胀的象鼓一样的情况，现每日只呕吐一次，有时一天中一次也不吐。吐前打哈欠、打冷战、流眼泪之症状已消失。胃部发饿的感觉也大为减轻。右半身也有时能出些湿润的微汗。睡眠一夜能睡8～9个小时。小便已不黄，尿量正常。已能一个人在院中自由行走。现尚有心中如悬之感，不服汤药，则不拉大便，不拉大便则发生呕吐及腹胀，故每日服中药一剂。腰部尚疼痛，偶有头晕。舌苔已化，脉象略滑。处方如下：

柴胡9克　香附9克　红花9克　桃仁9克　赤芍15克　桑寄生25克　川断12克　生大黄6克　瓜蒌30克　生赭石30克（先煎）　珍珠母30克（先煎）　钩藤12克　片姜黄6克　黄芩9克　半夏9克　党参9克　12剂。

六诊（7月19日）：症情稳定，且渐渐减轻。但近日舌苔又较厚，脉滑，睡眠稍差。仍以上方加减。上方去赭石、党参、黄芩、钩藤、瓜蒌，加生龙骨、牡蛎各30克（先煎），当归、生蒲黄、荆芥、藿香各9克，猪苓、茯苓各12克。6～18剂。

七诊（8月9日）：面色已润泽，唇舌已不青，体重增加（治疗前90余斤，现118斤），已能一个人到百货大楼买东西。小腹有时隐痛，有黄带、恶臭。舌苔正常脉象呈和缓之象。据其有黄带、且恶臭，知为下焦血瘀化热，湿热蓄滞所致。故在原方基础上，结合一些消化湿热之品。处方如下：

柴胡 9 克　当归 12 克　红花 9 克　桃仁泥 5 克　清半夏 9 克　赤白芍各 12 克　瓜蒌 30 克　生大黄 9 克　党参 9 克　白术 6 克　茯苓 12 克　炙山甲 6 克　川断 12 克　吴萸 5 克　黄连 5 克　佩兰 9 克　乌药 9 克。6～10 剂（效可继服）。

八诊（8 月 30 日）：小腹痛、腰痛均明显减轻，体重又有增加，体力、精神均转佳，可以独自逛市场、商店。黄带已减少，近两天小便黄，微有坠痛感，近日因感冒而呕吐一次。舌苔略黄，脉滑。再加减前方：

红花 9 克　桃仁泥 9 克　清夏 9 克　赤芍 15 克　生大黄 9 克　黄柏 12 克　黄芩 12 克　炒吴萸 6 克　猪苓 15 克　茯苓 15 克　萹蓄 9 克　生、熟苡米各 15 克　生赭石 30 克（先煎）　旋覆花 9 克（布包）　川断 12 克　泽泻 12 克　6～12 剂，效可继服。

此后，以上方随症候及时令等的变化而随症加减，服至 10 月 4 日，诸症均基本消除，饮食大增，人胖，力壮，遂带药 10 剂喜返原籍。

1974 年 10 月随访，已痊愈，上班工作已近一年。

4. 小产后胞衣不下（部分胎盘组织留滞）

万某，女，40 岁，农民。甘肃省肃南、裕固族自治县祁林区前锋公社某大队。出诊病人。初诊日期：1967 年 10 月 27 日下午。

问诊：主诉小产后，胎胞未全下而子宫出血不止，已 8 天多。

怀孕已将近 4 个月，于本月 19 日流产，胎胞未全排出，因而子宫一直流血不止。当地医生虽每日由静脉注射葡萄糖加仙鹤草素及用其他止血药物，均未能止血。因处深山无刮宫等条件，愿先服中药。

现感心慌、头晕，全身无力，阴道出血不止，小腹有时隐痛，血中有时有血块。食欲不振，二便尚可。

望诊： 面色苍白，唇舌色淡，精神萎靡，卧床不起。

闻诊： 呼吸气细，言语声低。

切诊： 小腹部轻按之、微疼痛，不敢重按故未摸到肿块，肝脾不大。脉象沉数无力。

辨证： 此为不全流产，部分胎盘组织留滞于子宫腔内而出血不止。中医认为属于小产后胞衣不下之病。观其面色苍白，唇舌色淡，气息细，语声低，脉沉无力，知为失血过多，气血两虚之证。但小腹尚有隐痛，而且拒按，血中时有血块，乃冲任尚有瘀血，残留之胎胞尚未娩出之象，故又是虚中夹实之证。若纯用止血剂则恐胎胞、瘀血滞留难下，且血仍不能止。若用排除瘀血、攻下胎胞之剂，则恐发生大出血。左右思之，症属危急，即嘱当地医生及家人，一面积极备马拟送往深山以外的卫生院，一面急煎中药，立即服用。

治法： 气血双补，佐以祛瘀止血。

处方： 当归12克　川芎6克　炮姜炭3克　桃仁6克　益母草15克　炙黄芪15克　丹参12克　柏子仁9克　艾炭9克　阿胶（烊化）9克　棕炭9克　杜仲炭9克　急煎服1剂。如服后效果好，则再继服此药3~5剂，如无效则迅速送往卫生院。

方义： 此方以当归补血汤合生化汤加减而成。方中以当归补血，黄芪补气，双补气血为主药。以川芎、桃仁活血祛瘀，丹参生新血而除瘀滞（与益母草配合既可排瘀生新又能止血）。阿胶滋补阴血又能止血为辅药。以益母草活冲任瘀血而止血（与丹参、当归配合，既能生新血、活瘀血又能止子宫出血），艾炭、棕炭收涩止血以防祛瘀血、排胞滞之药引致大出血（因此二药只具有收涩止血之力，缺少活瘀之能，故这里用量不宜大），杜仲炭益肾固冲任，柏子仁养心血、安心神为佐药。以炮姜炭温助冲任之阳而温宫止血为使药。诸药共成双补气血，固冲任，煖胞宫，既能祛瘀排滞，又能生新止血之剂。

二诊（11 月 6 日）：上次诊后，当日下午，服药后约一个半小时左右，胎衣即下，据云有多半个手掌大，紫红色，有一个边已发黑色。随此物之排下，出血亦较多，人现昏晕，赶紧把第二煎汤药服下，约一小时，即觉得心神稳定，子宫出血亦减少。此后又每日服药 1 剂，连服 4 剂，出血已完全止住。现已停药调养 4 天，一直未出血。尚感有头晕、心慌，腰以下部分有怕冷之感。精神已振作，言语近似正常，唇舌仍淡，六脉皆弱。自昨日有些感冒，今日自觉感冒已愈。据此症情，拟先投益气解表之剂一付，以后仍治以气血双补，佐以温肾。

第一方：炙黄芪 15 克　当归 9 克　荆芥 6 克　防风 9 克　党参 9 克　苏叶 9 克　桂枝 3 克　甘草 3 克　生姜 3 片　1 剂。以后服第二方。

第二方：炙黄芪 21 克　当归 9 克　熟地（砂仁拌）15 克　党参 15 克　白术 9 克　茯苓 9 克　川芎 2.4 克　炮姜炭 6 克　陈皮 6 克　肉桂 3 克　炒杜仲 9 克　炙草 6 克　10 剂。

11 月 21 日追访：病已愈，未再出血，精神、气力均好转，已能下地行走，并能做饭，操持家务。嘱再把 11 月 6 日第二方服几剂，以促进恢复。

5. 脱发

龚某，女，30 岁，河北省某县医院门诊病人。初诊日期：1972 年 5 月 27 日。

问诊：主诉头发脱光将近一年。

自去年开始头发脱落，很快头上黑发全部脱光，现只剩下一些稀少的白发。曾生过三胎，月经量少，经期不调，多为后错。

望诊：发育正常，因脱发已成光亮秃头而常着头巾。舌苔薄白。

闻诊：未见异常。

切诊：六脉皆细。

辨证：“发为血之余”，“肾主骨、生髓，其华在发”。此病人几年之中，连生三胎，精血过伤，肝肾不足，故见月经量少而后错。发失血养故而脱落。“风者，善行而数变”，头发脱落如此之快，是有血虚风动之象。

治法：益肝肾，补精血，佐以祛风。

处方：何首乌 30 克　当归 9 克　熟地 10 克　枸杞子 15 克　菟丝子 15 克　川芎 7.5 克　天麦冬各 9 克　白芍 7.5 克　钩藤 9 克　防风 9 克　水煎服，3 剂（无不良反应，可再服）。

方义：本方以何首乌补肝肾、养精血、乌须发为主药。当归、熟地补血，枸杞子、菟丝子生精为辅药。天麦二冬益阴，白芍养血，川芎活血以防首乌、熟地、二冬之腻滞，为佐药。钩藤祛风，防风引药力上达为使药。

同时投以外洗之药。药方如下：

蔓荆子9克　薄荷6克（后入）　防风9克　生艾叶9克　鲜桑叶9克　菊花9克　藁本9克　侧柏叶9克　荆芥9克　藿香9克　每日1剂，煎水洗头，每日洗3～4次。洗后注意避风。

二诊（6月6日）：服药6剂，尚无明显效果。舌、脉同前。再投上方，去天麦冬，加黑芝麻30克，补骨脂9克，侧柏叶9克。3剂。外洗方同前，再加桑椹子30克。

三诊（6月10日）：头上秃处开始生出少数黑发根。惟近日食纳减少。于上次内服方中加焦三仙30克，陈皮9克，以助消化。3剂，2日服1剂。外洗药方，仍同上次。另配丸药同时服用。丸药方如下：

何首乌60克　黑芝麻60克　当归90克　生熟地黄各30克　白芍30克　川芎15克　女贞子30克　菟丝子30克　五味子30克　补骨脂30克　山药30克　菊花30克　前药共为细末，炼蜜为丸，每丸重9克，每日早、晚各服1丸，温开水送服。

四诊（6月29日）：服完汤药后，即服丸药，第八天发现头上逐渐长出几束黑发，前头一片，后头两片，黑发已有2～3厘米长。食纳转佳，精神好。嘱服完丸药后，可再配两料继服。并常用生艾叶、桑叶适量，煎水洗头。

（二）体　会

1. 运用前人方剂要灵活加减、随证变化

我国历代医家通过长期医疗实践，给我们留下了许

许多多具有良好效果的方剂。我们必须深入学习，熟练掌握这些宝贵经验。但是在临床上运用前人的方剂时，还必须要注意根据具体情况灵活加减。如明代医家李梴谈方剂的变化时说："外感内伤，当依各门类加、减、穿、合、摘，变而通之。……千方、万方，凡药皆然，知此则处方有骨，正东垣所谓善用方者不执方，而未尝不本于方也。"陈实功则主张"方不在多，心契则灵"。清代亦有人主张方不在多，贵乎加减得法。可见选用前人方剂时，决不可生搬硬套。当然，病情非常符合原方剂主治的情况时，也可以使用原方剂，但药物剂量也常常因人、因时、因地而与原方有所不同。所以绝对地、一字不变地搬用原方的情况，是很少的，绝大多数是要灵活加减、随证变化的。例如第一例病人的条状硬肿块，是由于肝郁气滞，气痰凝结，久病入血，气、痰、血互相积结而成。故根据疏肝行气、消痰散结治疗法则，选用了柴胡疏肝散中的柴胡、香附、枳壳行气疏肝，又加入生石决明滋肝阴、潜肝阳以助调肝行气之力。为了加强行气作用而比原方加重了香附、枳壳的用量（考虑到病人素有高血压病，恐柴胡的升阳作用对高血压不利，故后来改用郁金代替柴胡）。为了增强化痰作用，改原方的陈皮为化橘红（原方七味药，选用了四味）。为了深入一步消散痰结，又加入了白芥子辛通走散，行气豁痰，消皮里膜外之痰结。为了消除肿块，除用了行气消痰之品外，又把具有解郁柔肝、软坚散结、消痰核作用的消瘰丸方（牡蛎、贝母、元参）结合进来，以加强消除肿块的作用。因久病入血，气痰血互相积结，非用活血散瘀之品不能促其消散。故于第二诊时，加入丹参、炙山甲活血散瘀、化癥消积。又考虑病已十余年，不但需要药力集中而且需要持久，故另外加服了白金丸（白矾祛湿消痰，郁金解郁疏肝兼能活血）。这样，本例的处方，实际上是柴胡疏肝散、消瘰丸和白金丸三方的随证加减、灵活运用。在药量上也因人、因证而异，进行了调整变化。第二例的治疗法则是调肝缓急、行气利湿、佐以益肾止血。根据治法的要求，考虑到在初诊、二诊时有明显的右少腹疼痛，故选用了芍药甘草汤柔肝缓急以治腹痛。又配合天台乌药散的乌药、茴香、川楝子并以橘核易槟榔，另加茯苓、泽泻、金钱草以行气利湿。川断、黄柏益肾，诸炭止血，标本兼顾。第三诊时，已无少腹疼痛，故减去白芍、甘草。又根据病人出现了排尿时即有向下攻窜疼痛的症状，考虑到恐其湿郁化热、灼湿成石而成为沙石淋病。故除加用滑窍、利湿、治淋的冬葵子、瞿麦以配合泽泻、茯苓、金钱草增强利湿、滑窍、排沙石的作用外，还根据病已两月余、脉现细象，是有正虚的一面，故加重了补肾、益阴之品（把川断炭加为30克，又加了生地、元参），既能提高病人自身抗病力以扶正祛邪，又能防止过利伤阴，而收到了满意的效果。例3采用的复元活血汤，也随证进行加减，并结合大黄甘草汤、大黄䗪虫丸同用，并随病程的不同、病情的变化而变化才取效。例4用的当归补血汤和生化汤亦均随证进行了加减变化而获效。

2. 根据证情需要，敢于组织新方

在临床上，根据证情的变化、治法的要求，从前人留下来的方剂中，一时选不到符合要求的方剂，或是虽已用过不少前人的方剂而疗效不理想时，也要敢于根据病情、治法的需要，按照处方组织规律和药物配伍的宜、忌，吸取古今经验，选择合适的药物，自己组织新方。例如例2第三诊的处方，就是据证组织的一张新方。因为当时的病情通过服药10余剂的治疗，证情已经改变：右少腹已不痛，腰及小腹的不适感亦消失，尿血亦明显好转。在排尿时有气向下攻窜的痛感，故有成为沙石淋之势，但不久前在医院检查，未能确诊有尿路结石。故一面根据症状表现，一面据其脉细知有正气不足，而重用了川断以强壮肾气，加入生地、元参补肾养阴，加强扶正祛邪的功能。同时更加冬葵子滑窍利湿，瞿麦活血利湿、治淋，黄芩清热，配合金钱草、茯苓、泽泻的利湿排石作用，组成补肾益阴、佐以利湿排石的方剂。服用此方，如有尿路结石可以排下，如无结石也可以补肾利湿，扶正祛邪兼顾，加速恢复健康。果然用药后排出结石一块，而尿血亦止，恢复了健康。这张处方是在前人的理论和经验的基础上，结合了金钱草有排石作用的近代报道组织的新方。我在临床上常以这张处方随证加减，用于泌尿系结石，往往收到理想的效果。加减法是：尿血不甚者，方中的川断，黄柏、小蓟可不用炒炭；证明有结石但久久不下者，可加牛膝、泽兰，鸡内金、炙山甲；冬葵子可用10～20克；金钱草可用20～40克；无阴虚证者，可减元参，改生地为熟地，或生熟地黄同用。我的体会是，治疗尿路结石，要注意加强补肾药的力量，扶正以祛邪。不单纯用利湿通淋之品，组织处方。例5也是根据具体病情（生育过多，精血不足），组织的新方。不仅是以何首乌养精血为主，并且又配合了菟丝子、当归、白芍、枸杞子等滋养精血的药，又佐以祛风之品，而取得疗效。此例病人的外洗方，也起了一定的作用。在用量上也密切结合病情，作了周密的考虑，所以才很快取得了理想的效果。总之，要敢于细心地去组织新方。

3. 药方加减变化的方法

前人在方剂加减变化方面积有丰富经验，可供我们学习应用。今把前人关于方剂加减变化的经验加以归纳，结合个人体会，提出以下几种方法，谨供参考。

（1）加："加"即在原方上加一二味药，或是加重原方中一二味药的用量。

（2）减："减"即是在原方中减去一二味药，或减轻原方中某药的用量。

（3）裁："裁"如裁衣，即在原方上裁去目前不需要的一部分药物。

（4）采："采"即是在保留原方主要药物的基础上，再把其他方剂中功效最突出的或配伍最巧妙的二三味药采摘过来。

（5）穿："穿"即把所需要的二三个或三四个药方的主要部分，有主次、轻重的穿插起来成为一方。我自拟的麻杏二三汤，就把麻黄汤中的麻杏二味采过来，再和二陈汤、三子养亲汤穿起来而成（一般情况常减去白芥子、甘草）。

（6）合："合"即把两个或两个以上原有方剂合并、结合起来使用。我在治疗久久不愈的胃脘痛时，常用自订名的"三合汤"，即是把良附丸、百合汤、丹参饮三个药方合起来用。如痛处固定或有时大便发黑，疼痛较重者，可再合入失笑散方，则又名"四合汤"。

（7）化："化"亦是方法亦是要求。上述的加、减、裁、采、穿、合，有时可以单独使用，有时要配合应用，主要注意灵活运用，切忌死板。对所选用的方剂，经过加减、裁采或穿合的变化后，还要注意到“化”，即是把经过变化的药方，除再次与证候、治法、人、地、时等多种情况进行分析、核对无误外，还要仔细分析药方中各药的组织配伍和药力比重、用量大小、先煎后下、炙包研炒等是否合适，各药之间以及与证候、治法之间是否有着有机的联系，能否达到发挥其最大的治疗特长并纠正其原药的所短等等，使药方达到比原方更符合治疗要求的方剂。前人把这种经过变化而取得良好效果的方剂，称赞曰出神入化。有些有效的新方，就往往是在这“化”中所出。实际上，“化”也就是要求把方剂的药物组织、配伍变化与证情、治法达到“化合”的水平，而不是一些药物彼此孤立地“混合”在一起。

总之，运用前人的方剂也好，自己组织新方也好，都必须紧密结合病情，根据治法的要求，因人、因时、因地随证加减、灵活运用，才能取得良好效果。

4. 要吸收经方、时方、土单验方的长处

“经方”一般指《黄帝内经》、《伤寒论》、《金匮要略》等书中所记载的方剂。这些方剂有很多优点，如药味较少，组织严谨，义理精深，主辅佐使，大、小、缓、急、奇、偶、复，区分明确。药物炮制煎服，分量轻重，加减出入，都考虑得比较周到。“方”与“法”统一，治证明确，有是病必用是方，用其方必守其法，易一病即易一方，甚至方中药味虽同而用量不同，则立方之理已不相同，治证也随之不同，方名也随之改变等等，所以至今还在临床上广泛应用。本章例3

的药方，即采用了《金匮要略》中治疗“食已即吐”的大黄甘草汤以治其大便不通、积滞化热而导致的呕吐。例2则采用了《伤寒论》的芍药甘草汤以养血缓急而定腹痛；更用《金匮要略》的大黄䗪虫丸以祛瘀生新。

时方是在经方的基础上发展而来的，方中主辅佐使的组织，组方立意的宗旨，药量轻重的权衡，配伍变化的须、使、畏、反，炮炙煎服的宜忌等，都体现着中医理论的深邃变化，所以必须熟悉中医理论，才能善用时方。时方中还有许多方剂不但发展了经方的组方、治证、变化等原则、精神，而且还补充了经方的不足。例如刘河间的防风通圣散，李东垣的补中益气汤，《太平惠民和剂局方》的凉膈散、紫雪、至宝丹，《韩氏医通》的三子养亲汤，《温病条辨》的安宫牛黄丸、银翘散、增液承气汤，《医林改错》的膈下逐瘀汤、补阳还五汤等等，都是疗效可靠、大家喜用的著名方剂，真是举不胜举。本章例1的药方中采用了柴胡疏肝散、消瘰丸，例2采用了天台乌药散，例3采用了复元活血汤，例4采用了当归补血汤、生化汤等等，都是学习与运用这些时方的组方、立意、治证、配伍等原则而随证变化的，这些体会仅供参考。

土单验方则是指流传在广大劳动人民手中和收载于“方书”中，或一些医家的秘方、经验方以及草药、单方等而言，也有的是师徒、父子之间口传亲授的特效方。这些方剂不但具有简、便、验、廉等优点，并且配伍精当，能启发人的思路，增长学识。如例2则吸收了金钱草治石淋的草药单方，例3则吸收了刘寄奴治疗血气胀满的单方。例5则吸收了何首乌能乌须发的单方。

在运用这些方剂时，要注意防止偏执的倾向。如喜用补药则凡病皆补，喜用攻药则一动笔即攻下，喜用凉药则动辄即寒凉，喜用热药则动笔即温热，爱用经方者则讥讽用时方者为离经叛道，喜用时方则认为用经方者因循守旧等等。这些偏执思想，都不利于我们学习与发扬祖国医学。我认为临床用药必须根据病情需要，应补则补，应泻则泻，应热则热，应凉则凉。用经方比较合适，则采用经方。适于时方治疗者，则用时方。能用土单验方者，则用土单验方。需要三者（经方、时方、土单验方）结合起来加减变化者，则三者有机地结合起来应用。总之，不要刻板偏执，而是要吸取众家之长灵活运用，以提高疗效。正如明代医家李梴在《医学入门》中引李东垣之语说："善用方者不执方，而未尝不本于方也。"

五、治疗西医诊断的疾病也要注意运用辨证论治

中医在诊治曾经西医诊断过的疾病时，我的体会是仍需要注意运用辨证论治的理论和方法去进行分析、归纳，辨出是中医的何病、何证，然后根据证情立法、选方、选药组织处方制订医疗措施。当然也可以根据具体情况和条件，注意吸取现代医学知识和现代科研成果，使之有机地结合起来进行考虑、研讨，制订治疗方案，但不要勉强拼凑。实践证明，这样做可以取得较好的疗效。兹结合五个病例，谈几点肤浅体会，就正于大家。

（一）病　例

1. 弄舌风（小舞蹈病）

张某，男，10岁，农村学生。河北省某县医院门诊病人，初诊日期：1972年5月21日。

问诊：主诉吐舌挤眼、手足挥舞、坐立不安，已3个多月。

半年前，因与同学生气，次日发生手足不自主的挥舞运动，经西医诊断为小舞蹈病，注射硫酸镁等而愈。春节时因爆竹响受惊而复发，又经医院注射硫酸镁等多种治疗，均未见效。现在不停地吐舌挤眼，两手不自主地舞动，两腿也不自主地乱动。二便尚正常。

望诊：发育正常，营养一般。舌头不断的吐弄，频频挤眼，头部摇摆，手舞足蹈，一刻不停，坐立不安。舌苔薄白，舌质略红。

闻诊：言语清楚，声音正常。

切诊：头颈胸腹四肢未见异常。切脉时由于手不停的动而不能详诊，只诊到脉有弦象。

当时正在进行临床实习的西医学习中医班的同学，共同商讨后，即从一本西医书小舞蹈病篇中，找到一张治疗舞蹈病的中药方，照抄如下：

艾叶3克　防己1.5克　桂枝3克　秦艽1.5克　防风3克　女贞子1.5克　菖蒲3克　花椒15克　蒙花3克　橘叶3克　干姜0.9克

我听说是从书上查来的专治舞蹈病的经验方，也未改动，嘱病人服用3～6剂。

二诊（5月29日）：上方服完6剂，症状仍同前，西医同学们仍诊为舞蹈病，要求进行中医辨证论治。

辨证：病由生气、受惊引起，舌头吐弄频频，知病在肝、心二经。肝主风，舌属心，再参脉见弦象，舌质较红，知为肝郁化热生风，肝热上燎心火所致。风、火皆为阳邪，其性主动，风动则挤眉弄眼，手足舞动，心热则舌头吐弄不休。四诊合参诊为肝经风动、心经热盛而致的弄舌风病。

治法：镇肝潜阳，息风清心。

处方：生代赭石21克（先煎）　生牡蛎24克（先煎）　天竺黄6克　白蒺藜9克　钩藤15克　全蝎9克　防风9克　归尾9克　白芍12克　桑枝30克　水煎服，6剂。

另：牛黄镇惊丸12丸，每日2次，每次1丸，随汤药服。

方义：本方以生赭石、生牡蛎镇肝潜阳为主药。天竺黄清心热，白蒺藜、钩藤平肝息风为辅药。又以全蝎伍防风增强息风之力，归尾、白芍养血柔肝为佐药。桑枝既能治风，又能通达四肢为使药（结合归尾又寓有血行风自灭之义）。更配服牛黄镇惊丸，既能清心热、熄肝风，又能镇惊安神。

三诊（6 月 6 日）：上方服完 6 剂，已基本痊愈。手足已不舞动，能安静地坐着让医生诊脉，偶见吐舌、挤眼，不注意则看不出异常。舌诊近于正常，脉象略有弦意。再投上方（生赭石、生牡蛎均改为 30 克）3 剂，嘱有效可再服几剂。

6 月 30 日随访，已痊愈，未复发。

2. 胸痹（急性心肌炎）

金某，女，37 岁，北京某厂工人。初诊日期：1978 年 7 月 7 日。

问诊：主诉心慌、心悸，有时胸背痛，已 3 个多月。

今年 3 月 16 日患右侧输卵管峡部妊娠破裂而发生失血性休克，住在北京某医院妇产科进行手术抢救。当时失血约 2,200 毫升，输血共 1,800 毫升。术后一般情况均佳。但 3 月 20 日感到心慌、恶心，即请内科会诊，做心电图检查数次，诊断为急性心肌炎。经注射复方丹参、ATP、维生素 C，口服心得安、潘生丁等，以后又服中药（黄芪、党参、白术、当归、生地、麦冬、丹参、山药、石莲肉、合欢皮、远志、枣仁、尾连、陈皮、半夏、茯苓、甘草等加减出入）80 多剂，心电图仍不正常（4月14日：窦性心律103次/分，P-R间期0.16秒，Q-T间期0.37秒。QRS波各导联正常。ST：V_3弓背形下移0.1mV。T：Ⅰ、Ⅱ、Ⅲ、aVF、V_3、V_5倒置，V_3最显著、深达1.0mV，aVL、V_1双相、低平，aVR直立。6月24日：窦性心律。ST，Ⅱ、Ⅲ、aVF、V_3、V_5轻度下移。T：V_3倒置，Ⅱ、Ⅲ、aVF、V_5低平<1/10 R）。于7月7日来我院门诊。

目前主要感到胸闷、心慌，走路稍多则气短，有时胸背疼痛，左侧较重。恶心，食欲不振。睡眠不实，月经量多，腰部酸软乏力，精神不振。二便尚可。

望诊：发育正常，营养中等，意识清，略现神倦。舌苔白。

闻诊：说话清楚但声音欠洪亮。活动后呼吸有些短。

切诊：脉象：左手，寸弱，关、尺沉细；右手，寸、尺沉细，关沉滑细。余未见异常。

辨证：心主血，病由大失血引起，结合左寸脉弱，可知心血不足。心居于胸中，又主胸中阳气，阴阳互根，心血不足而导致胸阳不振，则症见胸闷、心慌，寸脉沉弱。胸阳不振气血流行失畅，血脉涩痹，故时有胸背疼痛。血不养心则心神不宁，睡眠不实。脾胃为生血荣脉之源，今心血不足，脉气失荣，均可影响中焦胃气，故见恶心欲呕，食欲不好，舌苔白，右手关脉沉滑。妊娠失血过多，必伤及下元，肾主下元，下元受损，冲任不固，故月经量多，腰酸乏力，精神不振。四诊合参，诊为胸痹病，心血不足，胸阳不振证。

治法：助阳开痹，养血宁心，佐以益肾脾。

处方：瓜蒌薤白白酒汤合四物汤加减。

全瓜蒌30克　薤白10克　当归10克　白芍12克　生熟地各9克　红花5克　生牡蛎（先煎）30克　白术9克　茯苓12克　桑寄生30克　炒川断21克　水煎服，6剂。

方义：本方以瓜蒌宽胸散结、化痰降浊，薤白辛通心胸、助阳开痹为主药。当归、白芍、生熟地养血荣心为辅药。白术、茯苓化湿调中、益脾；桑寄生、川断益肾、固冲任；生牡蛎潜安心神为佐药。又以少量红花引补血药入心，并能祛瘀生新为使药。共成助阳开痹、养血宁心、益肾安神兼能调中益脾之剂。

二诊（7月14日）：用药后睡眠好转，食纳转佳。但胸闷、心慌、胸背痛、腰酸等症，未见减轻。舌苔已化为薄白，脉象沉滑为主，细象已见好转。据此脉症分析，知上方养心安神及调中的效力已到，但助阳开痹的药力尚不足，故改用瓜蒌薤白半夏汤加桂枝以助阳开痹，仍辅以益肾、调中、安神之品随证出入。

全瓜蒌30克　薤白10克　半夏9克　桂枝9克　苏梗9克　丹参12克　远志9克　珍珠母（先煎）30克　桑寄生30克　川断15克　党参9克　白术6克　茯苓12克　6剂。

三诊（7月21日）：胸闷、胸痛减轻，睡眠又进一步好转，腰酸亦减轻。尚有背痛、气短、性情急躁之症。舌苔薄而浅黄，脉象略滑，已无细象。仍以上方加减：桂枝减为6克，丹参增为15克；去白术、川断、苏梗；加香附9克，槟榔9克。再服6剂。

四诊（7月27日）：一周来胸痛未发生，尚有时气短、心慌，体力较前好转。舌苔根部略黄，脉象沉滑。前天曾到原来抢救治疗的医院，做心电图检查（窦性心律。ST：Ⅱ、V_5 稍下降。T：V_5 低平 < 1/10R），较前也有好转。仍守上方出入：瓜蒌减为25克，桂枝加至9克；去丹参、香附；加赤芍、白芍各9克，莲肉9克。6剂。

五诊（8月7日）：胸痛未再发生，有时尚有胸闷，精神明显转佳。余症已不明显。舌苔略黄，脉象略滑。仍以上方加减：瓜蒌加至30克，桑寄生减为21克；去莲肉、党参；加丹参15克，苏梗9克。可服6～10剂。

六诊（8月17日）、七诊（8月29日）、八诊（9月12日），均以上方稍事出入，未大变动。各症均逐渐消失，胸痛未发生，精神体力均转佳。已上班将近一月，病未复发。嘱每周可服上方3～4剂，服用2～3周，以巩固疗效。9月5日，又曾去原抢救治疗的医院做心电图检查，仅T：V_3、V_5 低平 < 1/10R，余已正常。

11月份曾借阅学习原进行手术抢救的医院的病历（病历号150871），除摘录有关心电图报告（前面已附于文中）外，兹再摘录有关的病程日志两条，以供参证：

（1）1978年8月9日“……在中医研究院东直门医院服中药一月多，效果良好，同意再转东直门医院（治疗）3个月”；

（2）1978年8月23日“……目前症状有好转，……心电图表现已有明显好转，心脏未闻及器质性杂音”。

1979年2月随访：中药早已停服，并已上班工作，病未复发。又曾去原治疗医院做过心电图，结果正常。

1979年12月随访：身体很好，一直上正常班工作。10 月、12 月又曾去原治疗医院做心电图检查两次，均正常。

3. 黄疸（黄疸型急性传染性肝炎）

郭某，女，17 岁，河南省某市人民医院会诊病例。初诊日期：1969 年 11 月 27 日。

问诊：主诉全身发黄、尿黄，已一个多月。

今年 10 月下旬，全身发黄、尿黄，不能食，全身无力，四肢酸沉，无食欲。于 11 月 5 日住入本院传染科病房，当时查体，巩膜及全身皮肤均呈黄色，无蜘蛛痣，心肺正常，腹平坦，肝大 1.5～2 厘米，质软。脾不大。肝功化验：麝絮（T. F. T）6 单位，脑絮（C. C. F. T）（++），G. P. T. 930 单位。诊断为急性黄疸型传染性肝炎，11 月 8 日查黄疸指数 50 单位，谷丙转氨酶（G. P. T.）1,660 单位。经治疗 3 周余，诸症不减，于 11 月 27 日请中医会诊。

现在症仍感胸脘憋闷，痰不易咯出，食纳不香，小便黄少。

望诊：身黄如橘，目黄如杏，黄色鲜明。舌苔白。

闻诊：未发现异常。

切诊：腹部及四肢未见异常。脉象滑。

辨证：胸憋脘闷，胃呆少食，尿少而黄，脉滑，苔白，黄疸之色鲜明，知为中焦湿盛，脾胃壅滞，肝胃失调，疏泄不利，湿郁化热，湿热郁蒸，胆热液溢而发黄疸。四诊合参，诊为湿热黄疸（阳黄）之证。

治法：利湿清热，调和肝胃。

处方：茵陈 45 克　生栀子 9 克　黄芩 12 克　黄柏 12 克　猪苓 12 克　车前子（布包）12 克　柴胡 9 克

香附9克　焦神曲12克　焦槟榔9克　生大黄1克　水煎服，6剂。

方义： 本方以茵陈利湿退黄，山栀清热祛湿为主药（配生大黄为茵陈蒿汤）。黄柏、黄芩清热，猪苓、车前子利湿为辅药。柴胡、香附调肝，槟榔、神曲和胃为佐药。生大黄清热解毒，引热下行为使药。

二诊（12月2日）：黄疸见退，11月29日查黄疸指数为15单位。近几天下腹部疼痛发胀，尿黄，食纳不香。舌苔白，脉滑。再加减前方。

茵陈30克　生栀子9克　黄柏9克　生大黄6克　香附9克　猪苓12克　茯苓12克　木香9克　白芍12克　焦槟榔9克　乌药9克　元胡9克　陈皮9克　3剂。

三诊（12月5日）：黄疸已不明显。小便少而黄，全身有憋胀感。舌苔白，脉滑。此脉症，仍为湿盛之候，拟加强利湿。

茵陈30克　生山栀9克　黄芩12克　黄柏12克　猪苓12克　泽泻9克　车前子（布包）12克　苏梗6克　生大黄5克　元胡9克　水煎服，6剂。

四诊（12月10日）：舌脉同前。黄疸已全退。咽中有炙脔感，吞之不下，咯之不出，下肢尚有些浮肿。宜加重理气解郁化痰之品。

上方加香附12克，苏梗改为10克，加柴胡9克，生大黄改为3克，3剂。

五诊（12月13日）：月经已来潮，腹痛，经色紫黯、块多。上方去黄芩、黄柏、泽泻、苏梗。加当归9克，艾叶9克，桃仁泥9克　3剂。

此后又以12月5日方，稍事出入。12月15日查肝功，黄疸指数4单位，麝浊2单位，脑絮（±），G. P. T. 115单位。于12月20日痊愈出院。

4. 暑温夹湿（流行性乙型脑炎）

张某，女，6岁，河北省某县医院传染病房住院病人。会诊日期：1971年8月1日。

问诊：主诉高热、嗜睡已6天，今日抽搐。

六天来高烧（38～40℃）不退，神情淡漠，前头痛，嗜睡，小便黄少，大便尚有。昨日来院急诊，经做腰椎穿刺，进行脑脊液检查，确诊为乙型脑炎而收住传染病房。患儿身热炙手，无汗，神昏，今晨四肢厥逆，手足发凉，时有抽搐，经用镇静剂后，抽搐方止。颈项强直。转请中医诊治。

望诊：发育尚好，营养正常，神昏不语，面部微红。舌质不红，舌苔略白。

闻诊：呼吸气粗。

切诊：手足发凉，已过肘膝，颈部僵硬，胸部热，无汗。脉象弦数。

辨证：时值暑令，湿热交蒸，暑热伤人，兼夹湿邪。湿性黏著，不易解退，故致高热多日不退，头痛无汗，身热炙手。暑热蒙蔽心窍，故神昏不语。热极动风故时有抽搐，脉见弦象。暑热郁闭不解，清阳不达四肢故肢冷厥逆。四诊合参，诊为暑温、夹湿之证。

治法：清解暑热，开窍息风，佐以化湿。

处方：生石膏（先煎）15克　葛根6克　苍术3克　香薷3克　银花12克　连翘9克　黄连3克　菖蒲6克　大青叶18克　天竺黄4.5克　全蝎3克　蜈蚣1条　钩藤12克　1剂。另：牛黄镇惊丸2丸，每次1丸，随汤药服，1日2次。

方义：本方以生石膏解肌清热，大青叶解毒清热为主药。葛根解肌透热，香薷解表祛暑化湿，苍术芳化祛湿，银花、连翘清热解毒为辅药。黄连清心除热，天竺黄清心化痰，菖蒲清心开窍，全蝎祛风定搐，蜈蚣息风止痉为佐药。钩藤通达四肢，清心热，息肝风，止抽搐为使药。更配以牛黄镇惊丸清心开窍，化痰息风，共达清暑退热，开窍息风之效。

二诊（8月2日上午6时半）：昨日将近中午时又高烧至40℃，即服所开汤药及丸药，白天服完中药后，患儿较安静，夜间又加服安宫牛黄丸1丸，一直未再抽搐，亦未用西药镇静剂。今晨已能睁眼，神情好转，热亦渐退，但尚近于38℃。脉尚数。于上方中去苍术，加生芥穗3克，生石膏改为30克。1剂。另：安宫牛黄丸一丸，分2次随汤药服。

三诊（8月3日）：患儿已能睁眼，眼珠已会动，从昨天服药以后未再抽搐，热已见退，体温37.3℃，四肢较温，已无厥逆，二便皆有。舌质不红，苔薄白，脉象数。再加减前方。

生石膏（先煎）24克　大青叶18克　葛根4.5克　银花12克　连翘12克　天竺黄4.5克　全蝎3克　蜈蚣1条　天花粉9克　菖蒲3克　钩藤12克　1剂。牛黄镇惊丸2丸，每次1丸，随汤药服。

四诊（8月4日）：神志已经清醒，能进饮食，身热已退，体温37.1℃，二便调顺。舌质正常，舌苔白，脉象濡滑。拟投以清余邪，祛暑湿，辅以调中清心之法。处方如下：

生石膏（先煎）15克　竹叶3克　银花9克　连

翘9克　天竺黄3克　黄连须3克　青蒿6克　蔻衣1.5克　菖蒲4.5克　焦神曲6克　钩藤15克　1剂。牛黄镇惊丸2丸，服法同上。西医同志配合注射板蓝根注射液2毫升，肌肉注射。

五诊（8月5日）：患儿已基本恢复到病前之状，未发现智力异常和其他后遗症。再投上药。

六诊（8月6日）：因饮食过多，又略有低热，于上方中加焦山楂6克，焦麦芽6克，焦槟榔6克1剂。

七诊（8月7日）：体温（36.2℃）稳定，精神转佳，言语清楚，各种活动如常，于今日痊愈出院。

5. 头风（席汉氏综合征）

孔某，女，31岁，干部。由某省来京治病。初诊日期：1968年4月12日。

问诊：主诉头内隆隆响鸣，全头疼痛一年多。

去年初在某医学院确诊为席汉氏病，经某医学院、某中医学院以及某疗养院等应用中西疗法治疗，均未见明显效果而来京治疗。

病由产后而得，主要症状是：头内感觉响鸣，隆隆如开机器，全头疼痛、昏闷，每日须服用止痛片6～7片，或更多。全身无力，只能下床在屋内走走，不能出门上街，如勉强上街则全身无力，两腿酸软，走不回来。经常困倦无力，嗜睡卧。月经量很少。

望诊：发育正常，营养尚可，面色略萎黄欠光泽。舌苔薄白。

闻诊：未发现明显异常。

切诊：脉象略滑、略细。余未见明显异常。

辨证：脉现细象，知为血虚。产后血虚，血不上荣，故头内作响。血虚生风，风挟痰浊（脉有滑象，经常困倦、嗜卧，是有痰浊之象）上犯，故头痛、昏闷，隆隆作响。血虚不能荣养全身，故全身无力。血虚故月经量很少。四诊合参，诊为产后血虚所致头痛、头风之证。

治法：养血祛风，佐以除痰。

处方：当归12克　熟地12克　川芎9克　赤芍12克　防风12克　白蒺藜12克　菊花9克　荆芥9克　何首乌12克　羌活9克　陈皮6克　制附片6克　水煎服，6剂。

方义：本方以当归温阳补血，熟地滋阴补血，二药合用，补血之力增强为主药。何首乌养血益精，治产后血虚，并使精血上荣，赤芍活血行瘀，川芎行血搜风，防风、羌活祛风胜湿为辅药。白蒺藜、菊花调肝祛风，陈皮理气化痰，附片助阳燥湿、祛头风为佐药。荆芥能入血分，善治头痛，产后血病、风病，能引药力上行于头部为使药。

二诊（4月18日）：头痛、头内响鸣感有减轻，每日可比前减少1~2片止痛片，仍困乏，余同前。因病已久，故再加重活血之品，因头部隆隆作响、阵阵发作，故再加重除痰之品。处方如下：

当归12克　熟地12克　川芎9克　何首乌12克　赤芍9克　桂枝9克　制附片7.5克　天南星6克　夏枯草9克　红花9克　白蒺藜12克　防风9克　荆芥9克　水煎服，3剂。如有效再服3剂。

三诊（5月6日）：上方服十余剂，头痛减轻，身乏亦有起色，头响鸣感亦见好转，舌脉无大变化。

当归9克　熟地15克　红花9克　桃仁9克　赤芍12克　防风12克　天南星7.5克　细辛3克　制附片9克　白芷9克　羌活6克　荆芥9克　水煎服，3剂。

四诊（5月9日）：药后，症无进退。又仔细审查方证，认为头部既然隆隆作响，时轻时重，是属于既有血虚，又有头风之证，前药养血、活血，祛风、化痰之品，服后虽有效，但病已深久，清阳不能上达，则浊阴亦不下降，故拟以清震汤升清阳之气。细查方中已有荆芥、白芷，可代升麻，南星、羌活可代苍术，如再加入荷叶，即为清震汤之意。乃于上方中加入荷叶9克。水煎服，3剂。如有效可再服。

五诊（5月23日）：服此方后，头内响鸣感明显减轻，头痛亦大减，止痛片每日只服1～2片即可。故连服本方十余剂。现气力、精神均明显好转，已可以走到街上去。舌苔薄白，脉的细象已见好转。嘱再进此方6剂。

六诊（5月27日）：头内响鸣感、头痛已经大为减轻，二三日中偶尔服一次止痛片（安乃近）即可。主要感到头昏及两眉棱骨内端处有些痛。全身有力，毫无困惑，白天连中午也可以不睡觉，可以一个人到街上游逛，到百货大楼上下走均可。精神焕发，信心倍增。略有一些咽干、口干、目干，月经已来过，量及色均比前明显好转。舌同前，脉象略滑。因稍有上火现象，故去掉制附片，处方如下：

归尾9克　熟地15克　羌活9克　荷叶9克　白芷9克　细辛4.5克　南星9克　菊花9克　薄荷（后下）6克　辛夷9克　红花9克　赤芍9克　藁本3克

生芥穗9克 3剂。

七诊（5月30日）：诸症更为减轻，全身气力增加，止痛片已经不用。再改方如下：

归尾9克 熟地15克 红花9克 赤芍9克 防风12克 白芷9克 黄芩12克 忍冬藤24克 南星5克 荷叶9克 菊花9克 细辛3克 党参12克 生芥穗9克 6~9剂。

八诊（6月10日）：上方又连服9剂。各种自觉症状，均已消除。每天上街游走也不觉累了，精神很好，已不发困，止痛片已多日不吃了。要求带一药方，回某省去上班工作。即给予药方如下：

当归9克 熟地15克 红花9克 赤芍9克 防风12克 白芷9克 苍术6克 陈皮6克 细辛3克 南星4.5克 荷叶9克 党参12克 菊花9克 黄芩12克 忍冬藤24克 生芥穗9克

因其所在省湿度较大，故加苍术，加陈皮既能防补药滞胃，又能化湿。嘱在配制丸药期间，可再煎服本方3剂。另用本方5剂，共为细末，炼蜜为丸，每丸重9克，1日服2~3次，每次1丸，温开水送服。病人持方欣然而归。

（二）体　会

1. “对号入座”的治法，效果不好

中医、西医各有自己的特点。中医对疾病的认识、归类和诊断、治疗等，均与西医不同，有的病名虽相同，但其含义和概念也不一样，例如疟疾、痢疾、感冒等。举疟疾和痢疾来说，西医诊断疟疾以找到各种疟原

虫为依据，诊断痢疾（菌痢）以培养出各种痢疾杆菌来确诊。治疗则以杀灭原虫和细菌为主要措施。中医诊断疟疾和痢疾，主要以下述内容为依据：病人定期寒热，寒热多少，寒热先后，或但热不寒，但寒不热；下痢赤白，里急后重，喜冷喜热，赤白多少，便如赤豆汁，便如鱼脑等等，以及舌诊、脉诊、面色、气味变化等全身反应。根据上述将它们分为正疟、瘅疟、牝疟、瘴疟、湿热痢、虚寒痢、疫毒痢等不同类型。在治疗方法上也不是针对原虫、细菌这些致病因子，而主要是随证采用和解少阳、调和营卫、清利湿热、调气和血等治法，帮助人体在疾病发生发展过程的不同阶段克服疾病损害、提高抗病能力和代偿能力，调整机体阴阳气血应有的动态平衡，促进机体恢复健康。因此，中医不论是用药物还是用针灸治疗疟疾和痢疾，均可取效。就此义推而广之，中医在治疗西医诊断的肝炎时，并不专治肝，治疗贫血时也不专补血，治疗肺炎时并不专治肺，治疗肾炎时也不专治肾。这是因为中西医对疾病的认识、归类，诊断、治法等不相同之故。如果中医对于西医诊断的疾病，不注意运用辨证论治的理论、方法去加以分析、归纳，进行整体治疗，而是见到肝炎就专治肝，肾炎就专治肾，胆囊炎就专治胆，这样就把两种医学对疾病不同的认识和归类等，混在一起。一病一方，“对号入座”。经过这些年来的实践证明，这样做常常效果不理想。例如病例 1，初诊时我就犯了“对号入座”的毛病。给了专治舞蹈病的验方，没有用中医理论去辨证论治，结果无效。后来，运用中医理论进行了辨证论治，则很快见效。再如例 2，因为初诊时考虑西医已诊断为急性心肌炎，故在第一诊的药方中，也是用了养血宁心的药，而助阳开痹的药力则不足，结果胸痛、胸闷、心慌、气短、乏力等症未见改善，于第2～8诊时，加重了助阳开痹药量、调整了药方，注意全身治疗，而渐渐取得满意效果。因而体会到本例并不是专从“心”和“炎”去进行治疗的，而是运用辨证论治的方法，既注意助阳开痹，又兼顾到肾、脾胃、冲任二脉等，进行了整体治疗而取效的，所以病人不但胸痛、心慌、心悸等症得以消除，并且连腰酸乏力、月经过多、食欲不振、精神倦怠等症皆得以治愈。例3为急性黄疸型传染性肝炎，但在治法上却是根据辨证论治原则，采用利湿清热，调和肝胃，并注意通肠的方法，并不是专从肝论治。例4、例5均是运用了辨证论治而取得良效的。

2. 中医不要单以西医“病名”作为治疗依据

由于中西医学各有特点，理论体系不同，所以中医治疗西医诊断的疾病时，不要单以西医的“病名”作为治疗的依据去进行治疗。如遇有高血压就专想去降血压，血小板减少性紫癜就专想去升血小板，风湿性心脏病就专想祛风湿等等，这样往往效果不好。如第一例第一诊时由于从小舞蹈病这一病名出发，根据西医认为儿童舞蹈病以风湿所致者为多的理论，把西医的风湿与中医的风湿硬套在一起，看到药方中有桂枝、防风、秦艽、防己等祛风湿的药，就同意使用。由于没有运用中医理论进行辨证，分析病在何脏何腑，证属虚实寒热，风是内风外风……，结果无效。第二诊时，运用中医理论辨出是弄舌风，病在心、肝二经，而用镇肝、潜阳、清心、息风之法，其效果与药证不符的第一诊明显不同。再者，第一方与第二方虽然都用了治风药，但第一方多是治外风、祛风湿的药，第二方则是治内风的药，更重要的是采用了镇肝、潜阳、清心、镇惊诸法，进行了整体治疗。可见运用中医辨证论治比单纯根据西医病名进行治疗效果明显。因而个人体会认为中医诊治西医诊断的疾病时，要注意运用辨证论治，不要单以西医病名作为治疗依据。在这里还要补充说明一点，西医学习中医班同学们从书上抄下的处方，如果运用中医辨证论治方法分析，在理法相合、药证相投的情况下使用，也会有效。所以，不是药方本身不好，而是从西医病名出发生搬硬套不好。例 5 虽已经几个医院诊断为“席汉氏综合征”，但仍是以中医辨证为主去论治，并没有按“内分泌失调”去治疗，而以养血祛风，佐以化痰之法治疗有效。后来又经过分析，认为是头风病，用清震汤升清阳之气，而疗效明显提高，很快即取得理想的效果。可见中医治疗西医诊断过的疾病时，也要运用辨证论治，才能取得良效，千万不要死板地根据西医“病名”去论治，要辨证论治。

3. “中药西用”疗效常不理想

近些年来国内外不少医药工作者，对许多中药进行了现代药理学的观察与研究，做出了不少科研成果。例如对不少药物已清楚地了解到具有抗菌作用；有的具有抗病毒作用；有的能扩张冠状动脉、增加冠脉血流量；有的具有抗癌作用；有的有“适应原”样作用（“适应原样作用系增强机体非特异性的防御能力。这种作用是向着对机体有利的方向进行的）等等。这都是很可喜的成就，对促进中医现代化有很大帮助。但有的同志对这些科研成果的吸收与运用，产生了不同的方法。例如有的人认为经过西医诊断是由细菌引起的疾病，则可用大量具有抗菌作用的中药去治疗；诊断是由病毒引起的疾病，则堆用许多具有抗病毒作用的中药去治疗；对于癌症则专用有抗癌作用的中药去治，而舍证（舍中医的证）从病（从西医的病）用药。故有人把这种不结合辨证论治方法、只根据西医病因、病理、病名堆用中药的方法称做“中药西用”。经过近些年的临床实践证明，“中药西用”的方法，尚不如运用辨证论治的方法选用药物（选用药物时可吸收合适的近代科研成果），组织成方剂去应用的疗效好。例如治疗传染性肝炎，如果不考虑病的证候如何，只是大量地使用蒲公英、败酱草、板蓝根、大青叶一类清热解毒、具有抗病毒作用的药去治疗，则往往肝炎症状并未见好而又出现了胃部不适、食欲更不好、大便溏泄、舌苔白厚等症状。这是因为这些苦寒之品，大量应用而伤胃所致。另如前几年曾用五味子（研粉）单味药去降转氨酶，虽当时有效，但停药后 2 ~3 周，则又渐渐回升。再如川芎虽有扩张血管、活血化瘀等作用，但其性味芳香走窜、辛温燥血，故单用大量川芎，则往往会出现舌红口燥，烦渴便秘，性情急躁等症状；如用于素有内热或血虚肝旺的病人，则反而加重病情。即使是对具有“适应原”样作用的人参，如不根据辨证论治的方法合理使用，只认为“是向着对机体有利的方向进行的”而采取多多益善的办法，大量、长期应用，则反而会出现头痛，牙痛，口干，便燥，鼻衄，失眠，急躁等气盛火热的症状。我曾治疗过一位因自服 6 两人参炖一只鸡，两天吃完后，病了半年多的病人。……这都是不按理、法、方、药的原则去用药，而采取“中药西用”方法的结果。本文的例1，第一诊时的处方就没有很好地按辨证论治去用药（实际上是有点中药西用的意思），结果效果不好。例3虽然也用了黄柏、山栀、黄芩等具有抗菌、抑制病毒作用的药物，但却是在辨证论治原则指导下与利湿清热、调和肝胃之品组成方剂使用的，故效果比较理想。例4的药方中，虽然也有银花、连翘、大青叶等抑制病毒的药品，但它们并不是组方的中心部分，而是在辨证论治原则指导下，与适当的药物共同组成了清热解暑、开窍息风（兼以化湿）之剂而取得效果的。所以我的体会是，中医诊治西医诊断的疾病时，不但要运用辨证论治的方法进行辨证、立法，而且在选药组方时，也不要采取“中药西用”的方法，而是应根据理、法、方、药的要求，适当吸收近代科研成果，把应用的新成果进行分析、选择，使之与具体病人的具体证情有机地联系起来，密切结合病情，随证选用。这样，不但能更好地提高医疗效果，而且对中西医结合、中医现代化也能打下良好的临床基础。

4. 关于辨病与辨证

目前医学界中有“辨病与辨证相结合”的提法，意思是说通过中医辨证与西医辨病的相互结合，有利于对疾病本质的认识，有利于提高诊断水平与治疗效果，从而促进中西医结合。这种想法是积极的、可取的。但是，也有些人据此即认为中医只注意辨证，不注意辨病，甚至说中医只会辨证不会辨病，这种看法是不正确的。中医诊治疾病，是通过辨证而认识疾病——即辨病，在认识了疾病的基础上，再辨出某病现在表现为何证，然后，据证立法、选方用药，进行治疗。例如《金匮要略》“胸痹心痛短气病脉证并治”篇中说“胸痹之病，喘息咳唾，胸背痛，短气，寸口脉沉而迟”；还说：“阳微阴弦，即胸痹而痛。”根据这些脉证即可诊为胸痹病，用瓜蒌薤白白酒汤主治。如兼有“不得卧，心痛彻背者”，即为胸痹病中的痰涎壅塞胸中之证，即须用瓜蒌薤白半夏汤主治，以通阳散结、蠲饮降逆。如果兼有“心中痞气，气结在胸，胸满，胁下逆抢心”者，即为胸中气滞、肝胃气逆之证，则应用通阳散结，降逆平冲法治疗，以枳实薤白桂枝汤主之。如果兼有“心中痞，诸逆，心悬痛”者，则为寒饮内停之证，则应用通阳散寒、温化水饮、开结下气之法，以桂枝生姜枳实汤主之。等等。说明既要辨出是胸痹病，又要辨认胸痹病中各种不同的证候，而分别投以不同的治法与方药。也有的人说，中医既然通过辨证（如阴、阳、表、里、虚、实、寒、热，心虚、肝阳旺、胃火盛等证）就可以据证立法、选方用药，进行治疗，何必还要进行辨病呢？因为辨证只能认识到疾病目前阶段的主要病情变化，而不能认识到每种不同疾病各自不同的发生、发展、转化、传变等全部的病理过程和变化规律。例如病人有头项强痛、恶寒发热、无汗而喘、脉象浮紧这些症状，辨证属于表证，但这是伤寒病的表证。知属伤寒病，则可进一步结合伤寒病有表虚、表实、半表半里、入里化热、误治结胸、误治成痞以及太阳传阳明、太阳转少阴、阳明转太阴、太阳传少阳、合病、并病等传变与转化规律，并有寒邪易伤阳的特点等等去进行考虑。如果病人表现为头痛、微恶风寒、或不恶风寒、发热口渴、脉象浮数等症状者，虽然辨证也是表证，但这属于温病的表证。温病则可有卫分证、气分证、营分证、血分证的不同以及由气入营、由卫入气、由营转气、气营两燔、逆传心包等传变、转化规律，更有热邪伤阴的特点等等。所以既辨证又辨病、辨证与辨病结合考虑，对疾病的认识才比较全面。本文例 2 初诊时虽诊为胸痹病，心血不足、胸阳不振证，但用药时未密切考虑胸痹病具有“阳微阴弦”（阳虚阴盛）这一特点，助阳药用的不足，故药后胸闷、心慌、胸背痛诸症未见改善。自第二诊增加了桂枝、半夏，取枳实薤白桂枝汤和瓜蒌薤白半夏汤之意，随证变化之后，胸闷、心慌、胸背痛诸症，才见减轻进而逐渐消失。例 3 则自始至终注意到黄疸病（中医把黄疸称为病）阳黄证为中焦湿热蕴郁而成并可影响肝胃的特点，组方立意密切结合了这些理论而取得了满意的效果。例 4 则依照暑温病的变化规律和暑、热、湿的特点，投以清暑、化湿、开窍、息风之剂，随证出入而治愈。例 5 也是根据中医理论用清震汤后，效果明显提高。例 1 也不是只对风证去治疗，而是辨认为弄舌风病，知为心热盛、肝风动，治以镇肝潜阳，清心息风才见功效。这些例子说明，中医诊治疾病要密切结合各种病的特点，据证立法，依法选方、用药，即是说要有一个全盘考虑，并不是每次临诊时对症处理。汉代医学著作《伤寒论》、《金匮要略》中就是以“辨某某病脉证并治”或“某某病脉证并治”来立篇名，可见中医自古以来就注意到辨证与辨病相结合。我认为直到今天，前人这些辨病与辨证相结合的诊治方法，仍是我们深入学习与钻研的宝贵内容。当然，中医也还有许多病证，只停留在辨证的水平上，没有上升到辨病与辨证相结合的水平，尚有待今后医家不断观察、总结，逐步提高。

诚然，中医的辨病与西医的辨病是有很大不同的。并且中医对尚不能辨出病名来的一些疾病，只通过辨证也能进行治疗。所以才产生了中医辨证与西医辨病相结合的提法，这样是能互相提高的。但是也不能因此把西医的病与中医的病简单地去划等号，如果简单地去划等号而形成一病一方，没有随证变化，就会失去中医辨证论治医疗体系的特点，更重要的是因之而不能取得良好的治疗效果。所以作为中医本身来说，首先是学好中医的辨证论治——即中医辨病与辨证相结合的诊治方法。在此基础上，如有条件也要学习西医的辨病、结合西医辨病的内容，互相参证，逐步深入，按照辨证论治的精神，进一步探索新的辨治规律，是会对提高诊断水平和医疗效果，促进中西医结合，加速中医现代化的工作有利的。但要随时注意发挥中医辨证论治的特点，因为从目前的医学水平来看，有些病，西医确能诊断清楚，辨出病来，但尚无有良好的治疗方法，例如神经官能症、癔病、植物神经功能紊乱、类风湿性关节炎、再生障碍性贫血等等，运用中医辨证论治的方法去治疗，却都能取得一定的疗效，有的效果还是比较理想的。所以提出西医的辨病与中医的辨证相结合，也是有其实践根据的。

更值得深思的问题是在古人从辨病与辨证相结合的辨证论治医疗体系中积累的宝贵经验和理论中，有的竟能与现代发现的一些病理生理变化和处理这些变化的方法，颇有相似之处。例如对“DIC”（弥散性血管内凝血）的认识和处理，有的根据辨证论治采用活血祛瘀、清热解毒等方法而取得良好效果。再如最近几年西医学者发现对高血压病若只强调降压治疗则会走向反面，而提出在治疗时应放在积极扶持机体的自我调节能力上。这恰与中医理论“亢则害，承乃制，制则生化”和“治病必求于本”、“谨守病机，各司其属，疏其血气，令其调达而致和平”的思想方法，是极其相似的。所以我们既要根据需要而结合西医的辨病以补中医对某些疾病认识方面的不足，但决不可丢掉辨证论治这一特点。要知道中医的辨病与辨证和西医的辨病与辨证（西医也有辨证的思想，但与中医不同罢了），都是认识疾病、治疗疾病的方法。西医诊治疾病之长，也应积极学习与吸收，以补中医之短，为中西医结合打下基础。例如例2，通过治疗前后多次心电图检查、对比，对了解病情变化、肯定治疗效果，均有很大帮助。再者，中医的辨证论治也不能永远停留在原有水平上，应该随着科学的进步，不断向前发展。

六、浅谈同病异治、异病同治

“同病异治、异病同治”是祖国医学理论的重要组成部分，是辨证论治医疗体系中的重要治则。我们在临床上诊治疾病，要注意随时运用，才能提高疗效。今结合5个病例，谈几点肤浅体会，仅供参考，敬希指正。

（一）病　例

1. 腹痛（急性胃炎）

杨某，男，38岁，北京工人。病历号70965，初诊日期：1961年12月14日。

问诊：主诉腹痛两天。

前天晚上从外地回京，腹中饥饿即饱食米面蒸糕约半小盆，食后即睡，未盖被而受了凉。次日晨即觉上腹及脐左处疼痛，上腹痞塞满胀，不思饮食，小便短赤。大便三日未行。今日疼痛难忍，急来诊治。

望诊：发育正常，营养略差，痛苦病容，弯腰捧腹。舌苔白。

闻诊：言语清楚，呼吸及声音正常。

切诊：上腹部及脐左部均有压痛，痛处拒按，腹壁柔软。脉象弦滑。

验血：白细胞计数11，700/立方毫米；分类：中性粒细胞86%。

辨证：《内经》说："饮食自倍，肠胃乃伤"。过饱伤胃，中焦不运，水谷滞塞，气血受阻，故胃脘及脐左处疼痛拒按。升降失常故不思饮食，大便不行。舌苔白主中焦停滞。脉象弦主疼痛，滑主停食。四诊合参，诊为食滞腹痛。

治法：消食导滞。

处方：以大承气汤随证变化。

酒军 12 克　枳实 12 克　厚朴 9 克　芒硝 6 克　焦槟榔 9 克　焦三仙各 9 克　一剂。

方义：本方以酒军推荡积滞为主药。辅以枳实下气除痞，厚朴行气消胀。更佐以焦槟榔、焦三仙消食导滞。以芒硝苦咸涌泻为使，以助消导推荡之力。共成消食导滞、推陈去积之剂。

为了尽快解除疼痛，立即针刺：合谷双　商阳双　内关双　天枢双。采用中强刺激手法，不留针。针后胃脘及脐部疼痛均有所减轻。

1962 年 5 月 17 日追访：服药后排泄稀臭大便两次，胃脘及腹部疼痛完全消失，病即痊愈，胃、腹疼痛至今未发。

2. 胃脘痛（急性胃炎）

殷某，男，33 岁，农民，甘肃省某县人。初诊日期 1967 年 12 月 2 日。

问诊：主诉上腹剧痛已两天多。

两天前因吃煮糖萝卜过多，食后又受寒而致剧烈胃痛。曾经当地医生给予内服阿托品片剂等，后来又注射过阿托品针剂两支，均未能止住疼痛，昨晚请医疗队医生诊治，注射度冷丁 100 毫克才止住疼痛。今晨胃痛又发作，上腹部痞闷胀满，不思饮食，疼痛剧烈，辗转不安，大便三日未行。要求中医治疗。

望诊：发育正常，急性痛苦病容，侧卧于被窝中，怀抱热砖熨腹。舌苔白满，中后部略浮现一些微黄色。

闻诊：语声略低，偶有呻吟。

切诊：脘腹痞满，疼痛拒按，喜暖。余未见异常。脉象弦滑。

辨证：高寒地带，时值严冬，饱食受寒，食滞中焦，寒食相加，胃腑气血升降、运行受阻而致胃脘疼痛。观其胃部喜暖，知有寒邪。疼处拒按，知为实证。脉弦主疼痛，滑而有力亦为食滞之象。舌苔白而满布，亦为中焦有滞。四诊合参，诊为寒食停滞所致的胃脘痛。

治法：温中导滞。

处方：高良姜9克　干姜6克　吴萸9克　木香5克　枳实9克　厚朴9克　酒军9克　焦槟榔12克　焦神曲12克　三棱9克　元胡12克　急煎一剂，分两次服。

方义：本方以高良姜、吴萸温胃祛寒为主药。辅以干姜温中以助祛寒之力，枳实消痞下气，厚朴行气除满，酒军推荡积滞而定温中导滞之势。又以元胡活血行气而祛痛，神曲、三棱化食消积而导滞，为佐药。以木香行肠胃滞气，槟榔消食、导气下行为使药。共达温中祛寒、消食导滞、通气血而止疼痛之目的。

二诊（12月3日）：胃脘痛已止，脘间痞满亦除，不拒按，且能进些稀粥，喜热饮食。脐左处重按之尚有轻痛感，大便仍未下。舌苔已化为薄白。脉象滑，重按有力。据此脉症分析，知中寒已祛，滞食下行，故用温下法，以荡邪外出。仍以上方出入，结合大黄附子汤和当归通幽汤意，随证加减。

处方： 吴萸6克 干姜6克 酒军6克 附片6克 枳实9克 当归9克 桃仁泥9克 焦槟榔12克 焦神曲10克 鸡内金9克 元胡9克 一剂。

三诊（12月4日）：大便已下，胃脘痛未再作，腹部已舒适。舌苔已正常，脉象已和缓。嘱其停药，注意饮食调养。

12月6日、8日，两次追访，已痊愈。

3. 太阳、阳明合病（沙门氏菌属感染）

张某，男，38岁，干部。北京某医院会诊病人，住院号5636。初诊日期：1961年4月21日。

问诊： 主诉高烧3～4天不退。

4月16日下午吃过蒸菜后，即感到上腹部有些不适，至夜12时，上腹部胀满疼痛，并泻稀便三次，均为消化不好的食物，无脓血及后坠感，恶心欲呕，但吐不出，于次日晨5时即到北京某医院急诊。经验血、查大便，诊断为急性肠炎而收住医院治疗。

入院后，经呋喃西林、输液等积极治疗，腹痛、腹泻很快止住。但自4月18日起，体温由37.5℃、37.8℃很快即升高到39.3℃，高热不退。三天多来虽经用多种抗菌素、酒精拭浴、冰袋、灌肠以及注射复方奎宁、内服撒烈痛、阿司匹林等多种治疗，高热仍不退，至昨夜，病人神昏谵语，循衣摸床，不能安睡。查白细胞9,000/立方毫米，中性粒细胞85%，血沉为26毫米/小时，肥达氏试验（－），外裴氏试验（－）。当时考虑为：①沙门氏菌属感染；②高热待诊。于21日下午请中医会诊。

现症头痛头胀，烦躁不安，高热口渴，喜冷饮，胸脘痞满，欲呕不出，饮食不进，大便四日未行，小便黄赤，下午四时以后，神志渐不清，夜间谵语，不认亲疏，甚则循衣摸床，已两夜未眠。

望诊：发育正常，面红目赤，高热病容，神志有轻度不清。舌苔黄厚少津，中部褐黄略黑。喜凉爽，不愿盖衣被。头部汗出。

闻诊：气粗声高，口有热臭味。

切诊：脘腹部痞满拒按，腹部发胀，肝脾未触及，四肢正常。脉象洪滑而数。

辨证：《内经》说："阳明之脉病……阳盛则使人妄言骂詈，不避亲疏而不欲食，不欲食故妄走也。"《伤寒论》说："阳明之为病，胃家实也。"《温病条辨》亦说："面目俱赤，语声重浊，呼吸俱粗，大便闭，小便涩，舌苔老黄，甚则黑有芒刺，但恶热，不恶寒，日晡益甚者，传至中焦，阳明温病也。"本病人面赤壮热，但恶热不恶寒，大便数日不行，口渴喜冷，胃满不欲食，日落神蒙，夜间谵语，循衣摸床，舌苔黄厚，脉象洪数，知为阳明实热之证。但再观其尚有恶心欲呕，头痛、头胀，胸脘痞闷，头部汗出，脉洪等症，知表邪及阳明经热邪尚未完全清解，化热之实邪，尚未全部内结于中焦阳明之腑。四诊合参，诊为阳明实热，经表之邪未全罢之证。

治法：先拟辛凉清解，继以急下存阴。

处方：银花 12 克　连翘 12 克　桑叶 9 克　菊花 6 克　荆芥 6 克　薄荷 3 克（后下）　生石膏 30 克（先煎）　知母 6 克　黄芩 9 克　栀子 9 克　焦三仙各 9 克

焦槟榔 6 克　一剂。

方义：本方以银、翘、桑、菊以及荆芥、薄荷辛凉轻平之品为主，散在表之余邪。辅以生石膏、知母辛凉重剂，以清阳明经弥漫之热。佐以芩、栀以助清热，使药焦三仙、焦槟榔助消化而振胃气。

二诊（4 月 22 日）：用药后全身有汗，身热渐退（曾一度退至 37℃，但很快又升至 37.8℃），头已不痛，口渴引饮，腹部痞满拒按，手足濈濈然汗出，今晨进稀米汤一小碗，大便仍未行。舌苔黄厚腻，脉象滑、略数，重按有力。据此脉症可用急下存阴法，以大承气汤加味治之。

处方：生大黄 24 克　川厚朴 15 克　枳实 21 克　芒硝 21 克（后下）　焦三仙各 12 克　川连 9 克　槟榔 12 克　清半夏 15 克　陈皮 12 克　一剂。煎水 400 毫升，分为两次服。服第一次药后，过四小时以上，如泻下大便则停服第二次药，如无泻下，即服第二次药。

三诊（4 月 23 日）：上药服第一次后，大便一次量不多，通过电话联系，嘱其将第二次药服 1/2 量。药后共泻下三次，体温已降至正常，夜已能安卧，亦能进食，口中渐和，但有时嗳气，小便深黄。舌苔渐化，脉象右手滑，已不数，左手脉近于正常，右手脉稍大于左手。拟再调和中焦。处方如下：

生代赭石 18 克（先下）　旋覆花 9 克（布包）　清半夏 9 克　焦三仙各 9 克　炒枳实 9 克　陈皮 6 克　竹茹 9 克　厚朴 6 克　知母 6 克　炒黄芩 9 克　生甘草 3 克　二剂。

四诊（4 月 27 日）：体温一直正常，脘部重按之微有发堵，偶有右侧头昏，大便一日二次，色黄成形，饮食渐近正常，小便深黄。舌苔右半边尚白厚，脉略滑。再拟调理中焦，以善其后。

处方： 厚朴6克　枳实9克　枳壳9克　陈皮6克　竹茹9克　清半夏6克　石斛9克　葛根9克　炒川连3克　香附6克　菊花6克　大腹皮9克　竹叶、灯心为引，两剂。

4月29日痊愈出院。

于同年5月中旬、6月下旬，两次追访：出院后，身体健康，一直上班工作。

4. 哮喘

（1）南某，女，17岁，学生。门诊病历号278。初诊日期：1958年8月14日。

问诊： 主诉患喘息病已10年，今天又发作。

于7岁时曾患过一次严重的哮喘病，此后每年秋、冬、初春，天气变化时则复发。近几个月频频发作。今天上午又感胸部憋闷，喉间发紧而喘，自觉又已发作，故赶紧来诊。现感劳累及走路时心慌心跳，睡眠不佳，夜间喘较重，口渴、思冷饮，怕热，吸气比呼气困难。食纳尚可，二便正常。因哮喘而停学已10个月。

望诊： 发育正常，营养一般，面色略黯，略带有着急慌恐的神情。舌苔薄白，根部厚腻。

闻诊： 有轻度喘息，呼吸稍短促，言语声音正常。心脏听诊正常，肺部听诊，两侧呼吸音均粗糙，并有喘鸣音。

切诊： 脉象滑略数，尺脉弱。腹部柔软无压痛，肝脾不大，四肢正常。体温36.6℃，脉搏80/分，血压95/50毫米汞柱。

辨证：据其犯喘时恶热、口渴、思冷饮，知为肺热之证。吸气比呼气困难，尺脉弱，是为肾虚不能纳气之象。四诊合参，诊为肺热肾虚之喘病。

治法：清肺除痰，兼佐益肾。

处方：麻黄3克　杏仁6克　生石膏15克（先煎）甘草4.5克　知母9克　黄芩9克　白前4.5克　浙贝9克　生牡蛎9克（先煎）　女贞子9克　灵磁石12克（先煎）　桔梗4.5克　2剂。

方义：本方以麻黄宣通肺气以平喘，杏仁肃降肺气以平喘为主药。生石膏、知母、黄芩清肺热，止烦渴；浙贝母、白前降气逆，化痰热为辅药。女贞子补肾除热，灵磁石补肾纳气，生牡蛎益肾化痰为佐药。桔梗引药入肺，甘草调和百药为使药。诸药共成清肺除热，益肾化痰而平喘之剂。

二诊（8月16日）：药后症状完全消失，不喘亦不憋闷，无异常人。惟昨天又伤风感冒，现在鼻塞流涕、口渴引饮，舌润无苔，脉滑数稍浮。治拟辛凉解表。

处方：银花9克　连翘9克　薄荷3克（后下）苦桔梗4.5克　天花粉9克　淡竹叶6克　浙贝母9克　鲜芦根24克　生甘草3克　2剂。

三诊（8月18日）：伤风感冒已愈，未作喘，无不适症状。为了能制止哮喘复发，要求常服丸药，以除病根。舌润无苔，脉象稍滑数。拟丸药方如下：

炙麻黄24克　光杏仁45克　生石膏120克　知母60克　白前36克　黄芩60克　浙贝母75克　桔梗36克　化橘红30克　生地90克　生牡蛎75克　女贞子75克　灵磁石90克　炒栀子30克　生甘草75克　诸药共为细末，炼蜜为丸，每丸重9克，每日2次，每次

1 丸。必要时可增量（每次 2 丸，1 日 2 ~ 3 次）。白开水送服。

四诊（8 月 29 日）：服丸药后，一直未喘，觉得服此丸药，即能制止哮喘复发。精神已大振，气力增加，食量增多，面色红润，特来开证明书以复学。诊其脉象，观其舌象，听其心肺，均无异常人，即给予开具可以复学的证明书，患者持证明书欣然而去。

1959 年元旦时，到其家中追访，一直顺利上学读书，喘病未再发作。

（2）郭某，男，61 岁，干部。初诊日期：1972 年 6 月 3 日。河北省某县医院门诊病例。

问诊：主诉患哮喘病已四五年，近来加重。

自 1968 年患哮喘病以来，每年春冬两季均发作。近几天来哮喘又作，咳嗽，咯白痰，喉响气喘，遇寒则加重。特从唐山市来这里就诊。

望诊：发育正常。呼吸气短而喘。舌苔白而腻。

闻诊：言语清楚，喉中有哮鸣声。肺部听诊：双肺呼吸音粗糙，有哮鸣，无湿性啰音。

切诊：脉象滑数。余未见异常。

辨证：舌苔白厚而腻，脉象滑，咯白痰，是痰盛阻肺之象。遇寒冷则哮喘加重，知为寒喘。脉症合参，诊为寒痰阻肺之实喘。

治法：温化痰浊，宣降肺气。

处方：麻黄 5 克　杏仁 9 克　陈皮 9 克　半夏 9 克　茯苓 9 克　苏子 9 克　厚朴 9 克　紫菀 9 克　桑皮 9 克。2 剂。

方义：本方以自拟麻杏二三汤加减而成。取麻黄温宣肺气以平喘，杏仁降气以助平喘为主药。半夏、陈皮、茯苓为二陈汤之主要成分，能温化痰湿，降气和中为辅药。紫菀化痰止咳，苏子、厚朴降气宽胸，消胀平喘为佐药。桑皮泻肺中痰湿为使药。

二诊（6月5日）：服上方后，哮喘明显好转，但口略发干。舌苔白，脉象弦。双肺可闻少许干鸣音。拟再投原方，实习生见口发干故在方中加黄芩9克。2剂。

三诊（6月7日）：服6月5日方后，一夜不适，哮喘加重，不能安睡。舌苔白，脉象弦。双肺可闻少许喘鸣音。仍投上方去掉黄芩。2剂。并把他带来剩下的一剂药中的黄芩挑捡出来，嘱仍服。

四诊（6月9日）：服上药后，哮喘已愈，整夜都能安睡。舌苔白，脉尚弦。双肺已听不到喘鸣音，只呼吸音略粗糙。病人自觉病已痊愈，遂带几剂汤药返回唐山。

（二）体　会

1. 关于同病异治

同病异治这一治疗原则，最早见于《黄帝内经素问·异法方宜论》，其中说："医之治病也，一病而治各不同，皆愈何也？岐伯对曰：地势使然也。……故圣人杂合以治，各得其所宜，故治所以异而病皆愈者，得病之情，得治之大体也。"《黄帝内经素问·五常政大论》中说："西北之气散而寒之，东南之气收而温之，所谓同病异治也"。几千年来，这一治则一直是辨证论治医疗体系的重要组成部分。它既注意了疾病的内外因素的辩证关系，也注意了治疗方法的多样性。因为同一疾病在不同条件下变化又各不一致，所以在辨证论治时，除分辨五脏六腑、虚实寒热等情况外，对于同样疾病还要注意根据病人所处的地区、气候、季节、生活习惯、饮食、体质等的不同，采取不同的治疗方法，使“各得其所宜”，才能更好地治愈疾病，提高疗效。例如例 1 与例 2 均为中年男性，身体条件差不多，发病时间都是 12 月，致病因素同是伤食，主要症状同为腹痛，舌苔都是白苔，脉象均为弦滑，可说是同病。但是由于例 1 身居北京，虽是冬季发病，但气候较甘肃暖和，且室内取暖条件较好，故虽饱食受凉而并未出现寒证，所以治疗时除用针刺止痛外，只用大承气汤苦咸攻下、推荡食积即愈。例 2 则身居甘肃省西部农村，时值隆冬，气候严寒，虽室内升火炉，仍甚寒冷，因寒邪侵袭而出现腹部喜暖、喜热饮食等寒证。故在治法上采用了辛温通下、暖胃消食之剂而愈。两例治法用药不同而效果相同。再如例 4 与例 5 均为哮喘，但例 4 发作时口渴、思冷饮、怕热而诊为肺热证；例 5 则遇寒加重诊为肺寒证，虽为同病，但表现为异证，故一用清法，一用温法而进行了异治，都取得良好效果。由此可以看出中医的治疗方法既有很大的灵活性，又有着非常明确的原则性。例如例 1、例 2 的药方，虽然一是苦寒攻下，一是辛温通下，但在治疗原则上却都是属于八法中的下法、消导法，必须依法处方，不能脱离原则而灵活无度。

2. 关于异病同治

历代医家经过长期临床实践，认识到不但同病可以异治，而且异病也可以同治。因为在不同的疾病中可以出现相同的病理过程而表现出相同的证候，这时就要运用异病同治的法则，采用相同的治法。例如例3与例1，前者高热不退，口渴喜冷饮，傍晚及夜间神昏谵语、循衣摸床，属热证，后者不思饮食，腹部疼痛属里证。一为伤寒，一为杂病，可以说两人病不相同。但是在疾病发展过程中，两人都有病在阳明（肠胃）这一相同的病理过程，一为热结阳明，一为食滞阳明，在临床表现上都具有腹部痞满、拒按，大便数日未行，舌苔厚，脉象滑而有力等阳明里实的相同证候。据此都采用了辛咸苦降的下法，以大承气汤随证加减，都取得了良好效果。再如《伤寒论》阳明病中的阳明腑证与《温病条辨》中焦温病中的热结阳明证，虽然一为伤寒，一为温病，但因为在疾病发展变化过程中，出现了相同的病理过程而表现出相同的证候，故都可以采用下法，以承气汤为主进行治疗，这就体现了异病同治的原则。但同时我们还要注意到治疗方法的原则性、确定性，并不排斥治疗方法的灵活性、可变性。例如伤寒病的阳明腑实证与中焦温病的热结阳明证，虽然都用承气汤攻下，但在伤寒病阳明腑证中是因为寒邪已经化热，热久则会伤阴，故以辛苦咸寒的大承气汤急下以存阴。在中焦温病中，则由于温邪一开始就有伤阴的特点，故在邪入气分而出现热结阳明证时，病人阴分已经受伤，所以在下法中又常加用生地、元参、麦冬甘寒润养之品，合以芒硝、大黄，成为甘寒润下之剂而发展创立了增液承气汤这种适用于温热病的下剂。从以上诸例中可以体会到，在临床上进行辨证论治时，不但要随时注意运用同病异治、异病同治的原则，并要在依法处方时经常注意同中有异、异中有同、灵活变化的用药方法。

总之，同病异治和异病同治的治疗原则，是中医辨证论治医疗体系的重要组成部分，在临床上注意随时结合运用，才能提高疗效。

3. 同病异治、异病同治的发展运用

目前在临床工作中，经常诊治西医同志已经诊治过的疾病，这时仍要注意同病异治、异病同治这一治疗原则的结合运用。同时学习西医的诊断与治法，对中西医结合工作，也有很大帮助。例如同是消化性溃疡病，要注意分辨有的是肝胃失和证，有的是中焦虚寒证，有的是脾虚肝乘证……；同是痢疾，有的是湿热证，有的虚寒证，有的寒热错杂证……。对于同病异证就要异治。反之，不论是脑动脉血栓形成、血管神经性头痛、心绞痛、心肌梗塞……，只要临床表现为瘀血阻滞证，就可以用活血化瘀法；表现为气滞血瘀证，就可用行气活血法；表现为气虚血瘀证，就可用益气活血法；表现为痰浊壅盛证，就可用降化痰浊法；表现为胸阳痹阻证，即可用助阳开痹法；表现为风痰阻滞证，就可用祛风化痰、活血通络法……。对于这些异病，如辨出是同证时，就可以同治。本文中例1与例2均为急性胃炎，但由于例2有明显的寒证，故用了温胃和中的下法，例1未出现寒证，只有食滞证，故用了消食导滞的下法。例4、例5都为支气管哮喘，但例4为肺热肾虚之证，故用清肺除痰、兼佐益肾的治法；例5则为寒痰阻肺之证，故用温化痰浊，宣降肺气法治疗。均取得了理想的疗效。可见中医同病异治、异病同治的治疗原则，就是要我们因地、因时、因人制宜。在运用同病异治、异病同治原则的同时，如能再适当结合西医诊治的特点，随证吸收与运用近代科研成果，则对中西医结合工作更有帮助。

七、学习与运用辨证论治应注意的一些问题

今再结合病例谈一些与学习、运用辨证论治有重要关系的问题，谨供同志们参考。

（一）病　　例

1. 痹证（尪痹）（类风湿性关节炎）

高某，女，14 岁，某省某县学生。初诊日期：1976 年 10 月 18 日。

问诊： 主诉关节疼痛、变形，不能走路已 3 年。

3 年前，先发生脚痛、脚肿，逐渐又出现右手腕关节肿痛，皮色不变。当地县医院诊断为类风湿性关节炎，治疗效果不明显。又到解放军 204 医院拍 X 线照片及验血沉等（血沉 108 毫米/小时），亦诊断为类风湿性关节炎，此时已不能行走。1975 年 10 月到北京某医院骨科、外科诊治，仍诊断为类风湿性关节炎，建议中医治疗。

现两足踝关节肿痛，不能行走，皮色不变。两手腕也肿痛，不能端碗、拿筷子，吃饭很困难。两膝关节肿大变形，肿痛不能行走，行动须人背着。小便多，大便正常。月经尚未初潮。

望诊： 发育欠佳，营养一般，神志清楚，痛苦病

容。两手腕关节肿大，疼痛、不让人用手摸。两膝关节肿大变形，左膝大于右膝。两足踝关节肿大，皮色不变。不能行动，由其父背来。舌苔薄白。

闻诊：言语清楚，声音略低。

切诊：上述肿大的关节，均不能屈伸，并且怕摸、按，但不发热、发红。脉象弦滑，尺脉沉。

辨证：“风寒湿三气杂至，合而为痹也。”（《内经》）气血痹阻，经络不通，关节失荣，复感风寒湿三邪，寒邪入骨，久致筋缩骨痹，渐成尪羸之证。肾主骨，足膝亦为肾所主，观其下肢病情较重，尺脉沉，月经不潮，知为寒邪入肾，而致骨痹筋挛，关节变形，月经闭止。四诊合参，诊为尪痹（自定名，指有骨质、关节变形的痹证）。

治法：补肾祛寒，活血通络，壮筋骨，利关节。

处方：补骨脂9克　骨碎补10克　熟地12克　制附片6.5克　桂枝12克　赤白芍各9克　知母10克　防风6克　牛膝10克　苍术6克　威灵仙12克　麻黄3克　红花6克　炙山甲6克　松节15克　羌、独活各9克　透骨草25克　苡米30克　炙虎骨10克（另煎兑入）　水煎服，10~15剂，如有效可继续服用。

方义：本方以虎骨散（张景岳引《简易方》）、桂枝芍药知母汤(《金匮要略》）加减变化而成。方中用补骨脂、骨碎补、桂枝、附片补肾散寒、祛骨风作为主药。以熟地、赤白芍、防风、威灵仙、羌、独二活补肾养血、活瘀祛风为辅药。麻黄、苍术、苡米、松节、透骨草散寒祛湿、舒筋利节；红花、山甲活血通络；知母养阴清热，以防桂附生热而伤阴津为佐药。牛膝引药下行入肾、入足膝，虎骨祛风、强筋骨并能引药力入骨为使药。共成补肾散寒、祛风利湿、通经活络、强筋壮骨之剂。

二诊（1977年8月28日）：上方服后有效，故连续服用约100剂左右。症状明显减轻，两手腕关节已不肿，但手指尚向外侧歪斜，腕关节已不痛。左脚踝关节已恢复正常状态，不肿亦不痛。右脚踝关节尚略肿，右膝关节外形肿大，但不痛。已能自己走路，平地可走一华里，上楼可上三层。二便正常，舌苔薄白，脉象弦滑，右手略大些。仍守上方出入。

上方加防己9克、黄柏6克、泽泻9克、寻骨风12克、全蝎6克、细辛3克。原方中改防风9克、附片7.5克、牛膝12克、苍术9克、红花7.5克、炙山甲9克，余药同前。再服30剂，如效佳可继续服用。

三诊（1978年11月21日）：上方又服100多剂，诸症又有所减轻。手已能写字、上学校学习，两手腕关节虽外形稍向外侧歪斜，但两手活动灵活，毫无疼痛，能胜任洗衣等家务劳动。两腿较前有力，每日可以走四华里路到公社去上学。右踝关节已不肿，但走路多时，尚感疼痛。右膝关节尚较肿，走路太多时尚有疼痛。人较前胖了，面色也较前光润，精神转佳，月经尚未潮。舌苔正常，脉象略滑。上方已见效果，再守上方加减。

处方：桂枝15克　骨碎补10克　补骨脂10克　川断15克　桑寄生25克　制附片9克　赤白芍各9克　威灵仙14克　麻黄4克　防风8克　红花7克　炙山甲10克　松节15克　羌独活各10克　生苡米30克　白芥子5克　透骨草25克　熟地12克　知母10克　泽兰10克　牛膝12克　苍术8克　炙虎骨10克（另煎兑入）　水煎服，再进30～50剂。以后可将本方4

剂。共为细末，每次服 3 克，每日服 2 次，温开水送服，较长时间的服用，以巩固疗效，并希冀去除病根。

1979 年冬季追访其在京的亲属，据来信说情况很好，故今年不再到北京来诊治。

2. 偏头痛（血管神经性头痛）

赵某，女，65 岁，北京市某公司职工家属。初诊日期：1980 年 8 月 10 日。

问诊：主诉右侧偏头痛一年多。

一年多来右侧偏头痛，时轻时重。近三四个月来加重，每天均有阵阵发作，痛重时，右面部及颊部均发生疼痛。每日均有几次严重的疼痛，故每日须服用。“止痛片”8～10 片。曾经北京某医院神经内科检查并经 X 光拍摄头部照片，未见异常，诊断为血管神经性头痛，经用注射、封闭、服药等治疗未效，故来就诊于中医。现除右侧偏头痛外，尚有性情急躁易怒，食纳尚可，二便正常。有时两太阳穴附近处亦疼痛。

望诊：发育正常，营养佳，身体偏胖，痛苦病容。舌苔薄白。

闻诊：言语、呼吸无大异常。

切诊：头部检查未见异常。腹部柔软平坦，肝脾不大。脉象弦。

辨证：肝胆经之脉，行头之两侧。今感右侧偏头痛，脉见弦象，性情急躁，知为肝阳亢盛，肝风上扰所致。风阳之邪，久久不解而伤阴津，肝阴虚则肝阳更旺，互为影响，而致偏头痛缠绵不愈。脉症合参，诊为阴虚肝旺所致之偏头痛。

治法：养阴柔肝，活血息风。

处方：生地 12 克　生白芍 12 克　生石决明 30 克（先煎）　生代赭石 30 克（先煎）　川芎 9 克　苏木 20 克　荆芥 9 克　僵蚕 9 克　蜈蚣 3 条　白附子 6 克　香附 10 克　黄芩 10 克　水煎服，6～10 剂。

方义：本方以生地、生石决明养肝阴兼潜肝阳为主药。生代赭石镇肝降逆，白芍养血柔肝，川芎、苏木解郁活血、通络，僵蚕、蜈蚣祛风散结为辅药。香附、黄芩舒肝清热为佐药，荆芥为风药，可引药力上达于头部，白附子长于祛头面之风，故以之为使药。

二诊（8 月 24 日）：上药服后，偏头痛明显减轻，基本上可以不用再服"止痛片"，有时一天只服 1～2 片即可。舌脉同前，再以上方加减。

处方：生地 15 克　生石决明 30 克（先煎）　生白芍 12 克　生代赭石 30 克（先煎）　川芎 9 克　苏木 20 克　蜈蚣 3 条　白僵蚕 9 克　白附子 6 克　蔓荆子 10 克　香附 10 克　黄芩 10 克　白芷 9 克　防风 9 克　水煎服，10 剂，如效佳可再服 10 剂。

三诊（9 月 14 日）：上药服了 20 剂，头已不痛，牙亦感到轻松舒适（过去牙虽微痛，但头痛剧，故谈不上牙的问题），"止痛片"早已停服约有 20 天。太劳累时（如去逛万寿山等处时），有时两额角及头顶部偶有轻微不适，休息一会儿即消失。舌苔正常，脉象略滑。性情亦不急躁了。再以上方加减，并嘱按方多服几剂，隔日 1 剂即可。

处方：生地 15 克　生白芍 12 克　生石决明 30 克（先煎）　生代赭石 30 克（先煎）　香附 10 克　炒黄芩 10 克　生芥穗 9 克　红苏木 20 克　全蝎 8 克　白附子 8 克　蔓荆子 10 克　川芎 10 克　香白芷 9 克　白僵蚕

9克　防风9克　藁本5克。水煎服6～20剂。

1980年11月随访，其儿子代述：服药以后一直未发生偏头痛，牙亦舒服了，吃饭更香甜，第三次诊后，隔日服一剂，未再复发，于国庆节后喜返原籍。

3. 肠痈（急性阑尾炎）

赵某，男，18岁，学生。河南省商丘市某医院外科病房会诊病人。初诊日期：1969年12月22日。

问诊：主诉腹痛近两天，逐渐加重。

前天上午突然感到腹痛，开始时痛在脐围，以后逐渐移到右下腹部，伴有呕吐，大便2日未行。即送来急诊，以急性阑尾炎收住外科病房，愿服中药治疗而请中医会诊。

望诊：发育正常，神志清楚，急性腹痛病容。舌苔白。

闻诊：言语、声音、呼吸未见异常。

切诊：六脉滑数。右下腹部疼痛拒按，屈腿卧稍舒。

西医检查：心、肺（－）。右下腹部阑尾点压痛明显，反跳痛（＋＋），腰大肌反射（＋），肌紧张（＋＋＋）。验血：白细胞13 000/毫米^3，分类：中性粒细胞95%；淋巴细胞5%。

辨证：右下腹部疼痛拒按，喜屈腿卧，舌苔白，脉象滑数，大便两日未行，乃肠中积滞，气血壅瘀，蕴而化热，而发为肠痈之证。

治法：通肠导滞，活血散瘀。

处方：生大黄12克　牡丹皮12克　冬瓜子24克　连翘12克　归尾12克　赤芍15克　银花12克　生苡

米21克　黄芩12克　黄柏12克　元明粉18克（分两次冲服）　急煎服。

方义： 本方以大黄牡丹皮汤(《金匮要略》）加减而成。方中以大黄、元明粉推荡肠中积滞以除壅塞为主药。丹皮、赤芍活瘀清热，冬瓜子利肠除壅，为治肠痈要药，归尾通经活血为辅药。银花、连翘清热解毒，黄芩清热凉血，生苡米利湿排脓为佐药。黄柏清下焦湿热为使药。

二诊（12月23日）：服上药大便泻七八次，右下腹部疼痛减轻，已能下床行走，右下腹部用手按之稍有压痛，已无明显反跳痛。舌苔白，脉弦数。上方去元明粉，改生大黄为9克，加败酱草30克。1剂。

三诊（12月24日）：右下腹已无自觉疼痛，压痛进一步减轻，反跳痛（±）。昨日查血：白细胞计数6,800/毫米^3，分类：中性粒细胞80%；淋巴细胞20%。舌脉同昨。再加减上方。

处方： 生大黄12克　丹皮12克　连翘12克　冬瓜子30克（打碎）　黄芩12克　赤芍21克　归尾12克　桃仁9克　生苡米30克　黄柏12克　元明粉9克（分两次冲服）　水煎服，2剂。

四诊（12月25日）：昨日所开之药，已服过三次，尚有半剂未服。右下腹不但自觉已无疼痛，下床在屋中多次行走亦全无疼痛，大便一日一行。右下腹部腹壁柔软已无压痛，只有极力重按时，才有轻微疼痛。舌苔薄白，脉象略沉滑。再加减上方以收功。

处方： 生大黄9克　丹皮9克　银花12克　连翘12克　冬瓜子24克（打碎）　黄芩12克　当归9克　赤白芍各15克　生苡米30克　元胡9克　炒川楝子9

克　焦槟榔9克　2剂。

12月底到外科病房追访，护士同志说二三天前已痊愈出院。

4. 湿热伏于少阳（发热待查）

程某，女，48岁，工人。邯郸纺织二厂。初诊日期：1980年5月31日。

问诊： 主诉发烧50天。

1980年4月初，突然高烧，体温高达39℃以上，咽痛。白天体温稍降，晚间则增高。本厂医务室查血沉80毫米/小时，白细胞正常，左侧颈淋巴结肿大，疑为淋巴结核，经用阿司匹林、链霉素等治疗，体温有下降趋势（37.8°～38.5℃），但烧仍不退，则于5月初住入某医院诊治，经肌注青霉素、链霉素，口服红霉素、阿司匹林、氢化可的松等治疗，体温仍不能控制而且血沉又上升到102毫米/小时，血红蛋白9.3克%，白细胞11,400/毫米^3，分类：中性粒细胞64%，淋巴细胞36%，抗链“O”1∶625，血中未找到红斑狼疮细胞，尿常规：红细胞7～8/视野，白细胞5～7/视野。肝功能正常，心肺检查（－）。因未能确诊而于1980年5月底以“发烧待查”出院，1980年5月31日来我院门诊就诊。

现仍每日发烧，体温白天37.8°～38.5℃，晚上38.5°～39℃，发烧之前先感到有些怕冷，很快即发烧。口苦，呕恶欲吐，汗出恶风，胸闷，食欲不振，大便干燥。

望诊： 发育、营养正常，高烧病容，意识清楚，体位自如。舌苔厚腻而黄。

闻诊：言语声音略低，呼吸正常。两肺听诊（－）。

切诊：左侧颈淋巴结肿大，有压痛。肝脾不大。体温38.5℃。脉象右手滑，左手沉、滑、细。

辨证：定时寒热，月余不解，舌苔厚腻，脉见滑象，食欲不振，胸闷，呕恶欲吐，知为邪伏少阳，膜原伏湿；结喉左侧有小结肿痛，知为湿热蕴而生毒，聚而不散。综观脉症，诊为湿热伏于少阳之证。

治法：和解少阳，化湿清热。

处方：柴胡桂枝汤和白虎汤随证加减。

柴胡15克　黄芩10克　半夏10克　党参10克　川桂枝10克　白芍10克　焦槟榔10克　草果10克　生石膏40克（先煎）　知母10克　生甘草3克　粳米12克水煎服，3剂。

方义：本方以柴胡桂枝汤和解伏于半表半里之邪为主。辅以白虎汤以清弥漫于全身之邪热。又加槟榔、草果以化伏于膜原之湿浊为佐使。

二诊（6月3日）：药后，发烧减轻，午后及夜间自觉身体温度已下降，自汗已止，寒热亦退。舌苔黄，中部厚腻。脉象右手略滑，左手沉滑，右手脉大于左手脉。药已合宜，再守前法出入。

柴胡18克　黄芩10克　半夏10克　党参6克　草果12克　元参15克　蚤休12克　生石膏30克（先煎）　佩兰10克　青蒿15克　知母10克　生甘草3克　粳米10克　水煎服，4剂。

三诊（6月6日）：近三天来，白日已不发烧，晚饭后仍有低热（体温37.1°～37.4℃），睡眠比前好转，恶心已除。舌苔黄，中部厚腻渐退，食纳已好。脉象沉滑，已见缓、静之意。再守前方出入。

柴胡15克　黄芩10克　焦槟榔10克　半夏10克　党参6克　草蔻6克　草果10克　元参15克　蚤休12克　青蒿15克　佩兰10克　地骨皮9克　生甘草3克　5剂。

四诊（6月10日）：没有再发烧，体温已正常，面色已现润泽，精神转佳，饮食正常，尚感有些乏力。舌质略黯，舌苔中部及根部略黄、稍厚。再以前方稍事加减。

柴胡15克　黄芩10克　半夏10克　党参9克　草果10克　草蔻8克　槟榔10克　青蒿15克　藿香10克　元参20克　蚤休12克　地骨皮10克　水煎服，4剂。

五诊（6月17日）：病情稳定，体温一直正常，颈部已不痛，左侧肿大的淋巴结已消退，不肿不痛。活动时尚感疲乏无力。舌质略黯，舌边有轻度瘀斑，舌苔已化为薄白。脉象和缓略沉，两手基本相同。投上方（加红花10克）12剂。

六诊（7月4日）：面现润泽，精神好，身体感到渐有力，舌脉无大变化，再投上方7剂。

7月15日追访：一直未再出现发烧，面容光润，精神佳，无自觉症状，舌苔薄白，中部微黄。脉象沉略弦。表里已和解，发烧之证已痊愈。准备过两天即回邯郸去。

5. 偏头痛（颈椎病）

郑某，男，66岁。北京某区退休工人。初诊日期：1980年4月15日。

问诊：主诉左侧偏头痛七八天。

一周以前感到颈部发僵，继之即觉左侧偏头痛（一跳一跳地痛），痛的程度较重，因疼痛而不能入睡。兼有头晕。经某医院用X线头部拍片检查，诊为“颈椎骨质增生”，曾肌注维生素B_1、B_{12}，无效。近两日疼痛加重，夜间痛甚，又去某医院急诊，经服西药并注射止痛针，疼痛不减而来我院就诊。大便已两日未行。

望诊：发育、营养均正常。痛苦病容，舌苔黄，舌质有瘀斑。

闻诊：言语、呼吸均正常。

切诊：头颈部未发现明显异常。脉象弦。

辨证：足少阳胆脉行于头之两侧，肝与胆相表里。左侧头痛来势急骤、跳痛，脉见弦象，知为肝郁生风、肝风上扰所致。肝主风，头为人体高巅之处，惟风能达，肝风上扰，气血郁滞，经络不通，而致头痛头晕。舌上有瘀斑，知血分亦有郁滞。颈项部僵滞失灵，结合脉象六脉皆弦，又知太阳、少阳二经兼受外风所袭而内外合邪。弦脉主风、主痛、主肝胆经之病。脉症合参，诊为肝风上扰，外风袭络，经络血瘀所致之偏头痛。

治法：祛风舒肝，活瘀通络，佐以润肠。

处方：荆芥10克　防风10克　蔓荆子10克　川芎12克　当归10克　红花10克　夏枯草12克　丹参12克　菊花10克　白蒺藜10克　酒军4克　瓜蒌30克　羌活10克　5剂。每日服3次药，每次半剂，2日服3剂。

方义：本方以川芎茶调散方加减变化而成。用川芎散郁活血，舒肝祛风，荆芥、防风疏散风邪兼引药上行头部为主药。蔓荆子祛肝胆、少阳之风邪，菊花、白蒺藜祛肝风，当归、红花、丹参养血活血为辅药。羌活祛太阳经之风，瓜蒌宽胸润肠，酒大黄推陈致新为佐药。夏枯草入肝经，平肝散郁、止头痛为使药。

二诊（4月18日）：头痛、头晕减轻，大便已通调，颈项部也较前灵活。半个月来兼有下肢软弱乏力。舌质略黯，仍有瘀斑。脉象沉弦。药已见效，再加减上方：去酒军、菊花、当归，加胆南星10克、桑寄生30克、川断15克、葛根12克。6剂。

三诊（4月25日）：偏头痛已消除，一夜可安睡4个多小时，醒后尚感项部略有发僵。舌质黯，有瘀斑。脉象略弦，寸脉略滑。大便已正常。再守前方加减。

荆芥穗10克　川芎12克　防风10克　蔓荆子10克　葛根15克　桂枝9克　川断15克　桑寄生20克　夏枯草12克　胆南星10克　羌活10克　当归10克　红花10克　7剂。

四诊（5月4日）：头部一直未再发生疼痛。前天理发时，用凉水洗头后，只感左侧头部有些不适，未发生痛感。颈部亦活动自如，二便、睡眠均正常。舌质已不黯，仅左侧尚有瘀斑。脉象弦滑，左手大于右手。现除两腿仍觉发软外，又谈到过去素有阴囊潮湿之疾，今有欲作之势。要求在药方中，加以照顾。即结合三妙丸意于方中。

荆芥穗10克　川芎6克　蔓荆子10克　防风10克　桑寄生30克　川断15克　炒黄柏9克　苍术9克　牛膝12克　葛根15克　桂枝9克　羌活10克　夏枯草10克　红花10克　6剂。

五诊（5月13日）：患者将在外院拍的X线颈椎照片借来，观其第4、5、6、7颈椎骨质增生明显。现头痛一直未再作，颈项亦活动自如，无异常感觉，精神佳，面色已润泽。再投上方6剂，以巩固疗效。

1981年3月5日追访，头痛病一直未再发生，情况很好。

（二）体　会

1. 几个重要的学术观点

学习与运用辨证论治首先需要学好祖国医学理论，并且对祖国医学理论中的几个重要学术观点，要有比较明确的认识，才会更有利于深入理解与掌握辨证论治。今谈几点个人体会，仅供参考。

（1）整体观念：祖国医学理论最大的一个特点就是整体观念。它通过阴阳、气血、脏腑、经络等学说，把人体的生理、病理，内外、上下，器质、功能，精神、物质，机体、环境等都统一为一个整体。例如"心"居于胸中，能运行营气，主血（内）；其华在面，发乃血之余（外）；舌为心之苗，主神明，与脑有关（上）；与小肠相表里，其经脉下络小肠（下）；心藏神，喜伤心（精神）；"血肉之心，形如未开莲花"（明·李梴），色赤，主血脉（物质）；行血、藏神（生理）；诸痛痒疮，皆属于心（病理）；脉象春弦、夏洪、秋毛、冬石（气候与机体）等等。五脏皆与此类同，不去一一举述。并且把外在环境也与机体统一起来，如寒伤肾、湿伤脾，热伤心，燥伤肺，长夏善病洞泄，秋善病风疟等等。这种把人体看作一个有机整体的朴素辩证法思想，有效地指导着对疾病的防治，并对强身、防老起着重大作用。

基于这种整体观念，在临床上见到某一局部症状时（或某一精神症状、或某一脏腑症状），都要从整体的生理病理关系去考虑，进行详细辨证。把局部看成是整体的局部。正如《黄帝内经素问·脉要精微论》所说："切脉动静而视睛明，察五色，观五脏有余不足，六腑强弱，形之盛衰，以此参伍，决死生之分。"本文病例1虽为关节变形、不能行走，但却是从整体考虑，认为寒伤肾，肾主骨，肾主下焦，阴寒之邪深侵入肾而致筋挛骨痹、关节变形，故不是单治关节，而是从整体入手，以补肾散寒、养血祛风治其本，利湿活血、通利关节治其标，标本同治而取效。例3亦不是专从阑尾论治，而是从中医理论考虑，认为肠者畅也，大小肠属于六腑，六腑以通为用，六腑不通、肠道壅郁，蕴结化热，不能通畅传导，壅结成痈，故而采用用通下法以畅其壅滞，凉血解毒以散其痈结，病现于局部，治则在全身，故很快痊愈。例2为偏头痛，治疗时并未头痛医头，而是从肝论治，以养阴柔肝，镇潜肝阳，活血息风法而治愈。例5虽然也是偏头痛则治法是以祛风调肝，通便润肠而取效。寓有上病下取的精神。主要是从整体考虑，所以两个偏头痛，用了两种不同的治法，却都取得良好效果。例4为发热久久不退之证，而并未专想退热，却是从整体考虑诊为是邪据少阳经，而治以和解少阳，化湿清热之法而愈。总之，整个中医理论中，都贯穿着整体观念，在学习与运用辨证论治时，时时注意到这一点，能够提高辨证论治的水平。

（2）变动制化思想：祖国医学运用阴阳五行、五运六气等学说，认为天地间一切物质都在不停地运动变化。人体的生命现象也是在一刻不停地运动变化着，在内外环境的相互影响下，生理病理的斗争也在时刻进行变化。如《黄帝内经素问·六微旨大论》中说：“夫物之生从于化，物之极由乎变，变化之相薄，成败之所由也。”又说：“成败倚伏生乎动，动而不已，则变作矣。”又说：“故非出入，则无以生长壮老已；非升降，则无以生长化收藏。是以升降出入，无器不有。……故无不出入，无不升降。化有大小，期有远近，四者之有，而贵常守，反常则灾害至矣。”同书“天元正纪大论”中也说：“动静相召，上下相临，阴阳相错，而变由生也。”这种古代哲学的自然观，是符合辩证唯物主义思想的。例如恩格斯就曾指出：“没有任何东西是不动的和不变的，而是一切都在运动、变化、产生和消失。”在人体内部，也是每一瞬间都处在自行产生与自行解决的矛盾运动之中。中医理论认为这些运动又只有在互相制约、互相协调中，才能保持正常的变化，维持动态的平衡。正如《内经》指出“亢则害，承乃制”，“阴平阳秘，精神乃治”。我把这种不断运动变化的思想，称之为“变动制化”思想。基于这种变动制化思想，故在辨证时强调注意病证的转化。例如伤寒太阳病可以传入少阳或阳明，也可以转化为少阴或太阴……；温病的卫分证可以传化为气分证；营分证，也可以由营转气，也有的很快即可逆传心包等等。在论治时，也是从这种思想出发而主张“见肝之病，知肝传脾，当先实脾”；“伤寒一日，太阳受之，脉若静者，为不传；颇欲吐，若躁烦，脉数急者，为传也”；“服柴胡汤已，渴者，属阳明，以法治之”等等。认为病证是在不断地运动变化着的。故主张“阳病治阴，阴病治阳”；“虚者补其母，实者泻其子”“诸寒之而热者取之阴，热之而寒者取之阳”；“壮水之主，以制阳光，益火之源，以消阴翳”；“谨守病机，各司其属，有者求之，无者求之，盛者责之，虚者责之，必先五胜，疏其血气，令其调达，而致和平”等。本文例3初诊时邪正斗争激烈，腹痛、便秘、呕吐，故急投以攻下推荡、消除壅塞之剂。第二诊时诸证已转缓和，大便已畅，腹痛已减，故将大黄、元明粉的用量减轻。最后一诊，腹已不痛，诸症均近于消除，故完全去掉了元明粉这种咸寒泻下之品。例1之病，由于其为慢性病，病程较长，证候变化较慢，故在治疗上也根据这些特点而以守方为主，适当给予随证变化而取效。总之，学习与运用辨证论治，要随时注意到中医理论中的“变动制化”思想。

（3）从化学说：祖国医学不但十分重视疾病的动态变化，而且十分注意疾病的性质变化，在长期密切观察疾病性质变化时，而认识到不但病邪不同可以引起不同的疾病，即使病邪相同也有时可以出现不同的疾病，通过长期实践而总结出从化规律：病邪虽同，从化各异，从阳化热，从阴化寒。譬如有三个人身体健康状况相同，在同样条件下受了寒、得了病。一个人表现为头项强痛，恶寒发热，身痛无汗，气闷微喘，脉象浮紧等症而属于伤寒病的太阳表实证。另一个人表现为畏寒怕冷，不发热，腹满而吐，食不下，腹部阵阵作痛，大便稀泄，口不渴，脉象沉等症而属于伤寒病的太阴里寒证。第三个人初起时微恶风寒，很快即发热而渴，头痛，无汗，微咳，脉象浮数等症而属于温病的风温卫分证。为什么同是受了“寒”邪，而得病却不同呢？中医认为这是由于寒邪侵人之后，随着每个人当时体内阴阳虚实不同而“从化各异”。一般规律是“从阳化热，从阴化寒”。上述的第三个人，是阳性体质或当时体内已有积热，故“从阳化热”而形成了温病。第二个人为阴性体质或当时体内已伏有寒邪，故“从阴化寒”而形成了伤寒病的里寒证。第一个人则身体素壮，寒邪自外侵入，人体的卫外之气立即在机体皮表之分与寒邪抗争而形成伤寒病的太阳表实证。这仅是举寒邪为例，其余的各种病邪均有“从化各异”的情况，不多赘述。病邪不但在发病时可以从化各异，即使在疾病的发展变化过程中，也可以发生从化各异的情况。例如伤寒病的少阴证中就有寒化证的附子汤证、四逆汤证等，热化证的猪苓汤、黄连阿胶鸡子黄汤证等等的不同。厥阴证中也有厥热进退、阴阳胜复的变化等等。温病、杂病中也有这类情况，均为病邪随着当时机体内外的不同条件而“从化”不同的。正如《医宗金鉴》中说:“六经发病尽伤寒，气同病异岂期然。推其形脏原非一，因从类化故多端。明诸水火相胜义，化寒化热理何难，漫言变化千般状，不外阴阳表里间。”从以上例子说明祖国医学很重视由于各人体质和反应性不同，而使疾病过程产生了千差万别的不同情况，故在辨证论治时必须注意到病邪对人体的损害与抗损害斗争中的不同内容及人体在一定条件下如何自己运动的规律中去辨别疾病的证候，预见疾病发展的趋势，从而帮助和调动人体内部的抗损害因素和机能而战胜疾病。本文例 4，就是从舌苔厚腻而黄、脉滑、热多寒少等症中知是湿从热化。湿性粘腻，不易速已（愈），故治疗时，结合了化湿之法，在药方中加入了草果、佩兰、青蒿、草蔻、藿香等芳化之品，这就与单纯和解少阳有所不同了，故很快即取得极为满意的效果。例 2 为阴虚肝旺之证，阴虚与阳旺，互为影响，形成恶性循环，如不解决这一环节则头痛难愈，故采用了养阴柔肝为主的治法而头痛得到治愈。总之，中医很重视从人体内部找出其差异、变化而深入地把握病情发展转化。故在学习与运用辨证论治时，应随时结合从化学说加以分析考虑，则会对提高辨证论治水平，有很大帮助。

（4）循症求因，治病求本：祖国医学经过数千年的无数实践在整体观念的指导下，总结了一套通过病人症状去进一步探究人体全身变化情况的方法，后人称此为“循症求因”，而把症与因统一起来。例如“风”的症状是善行数变，痒，抽搐，掉眩，游走，常与肝有关，脉弦等；“湿”的症状是病体沉重，缠绵难愈，水肿，流水，胸闷纳呆，身热不易速退，舌苔厚腻，脉滑，常与脾有关等等。医生就可以根据这些因症统一的规律去“循症求因”，从分析局部病变的相互关系和症状的特点而去从整体上认识疾病的本质。本文例4，就是从定时寒热而知为邪在少阳，从舌苔厚腻、脉滑、身热缠绵难愈而知为湿热之邪而采用和解少阳、化湿清热之法，取得良好的效果。例1则从其踝、膝关节肿痛较重，骨质有变形，故知病在肾经。寒性凝涩，主疼痛，如《内经》“痹论篇”中说：“寒气盛者为痛痹。”根据这些特点而知为寒邪入骨、经络痹阻、渐致筋挛骨痹、关节变形之证，肾主骨，从补肾祛寒入手而得到满意的效果。总之，学习与运用辨证论治要注意“循症求因”，不要“头痛医头，脚痛医脚”，搞“对症治疗”。

在“循症求因”的同时，还要注意“治病必求于本”。明代医家李念莪在《内经知要》中对本句的注解说：“人之疾病，虽非一端，然而或属虚，或属实，或属寒，或属热，或在气，或在血，或在脏，或在腑，皆不外于阴阳。故知病变无穷，而阴阳为之本。”又说：“洞察阴阳，直穷病本，庶堪司命。”可见中医把人体各种结构和功能，概括成相互制约、相互促进、对立而统一的阴阳两个方面，认为阴阳在互相消长的运动中保持动态平衡，机体才能进行正常的生命活动，如果阴阳失调，就会发生疾病。因此，中医治病的根本目的，主要是调整人体阴阳的偏盛偏衰，促成“阴平阳秘”以恢复和保持阴阳的相对平衡。所以在治病法则的总体上，古代医学家非常强调着眼于调整阴阳这个根本。如《黄帝内经素问·阴阳应象大论》中说：“审其阴阳，以别柔刚，阳病治阴，阴病治阳，定其血气，各守其乡”；唐代王冰说：“益火之源，以消阴翳；壮水之主，以制阳光”；明代张景岳说：“阴根于阳，阳根于阴，凡病有不可正治者，当从阳以引阴，从阴以引阳，各求其属而衰之。”本文例 2 的治法，即以养肝阴潜肝阳为主，又兼以活血息风而收效。例 4 则以和解少阳为主，兼清化湿热而取得满意效果。例 3 则为阳盛化热之证，故付以泻热去壅之剂。例 1 为肾阳虚而阴寒盛之证，故治以温补肾阳，祛寒活络之法而取效。总之，学习与运用辨证论治，必须注意到“治病必求于本”这个最根本的思想。

（5）治养结合：中医对于疾病，不但注意进行积极的整体治疗，并且十分注意对身体的调养。正如《黄帝内经素问·五常政大论》说；“大毒治病，十去其六；常毒治病，十去其七；小毒治病，十去其八；无毒治病，十去其九。谷肉果菜，食养尽之，无使过之，伤其正也。”又说；“必先岁气，毋伐天和。”又说：“药以祛之，食以随之。”同书“脏气法时论”说：“毒药攻邪，五谷为养，五果为助，五畜为益，五菜为充，气味合而服之，以补精益气。”主张服药与饮食要配合得当，“气味合而服之”，以达补精益气、强身却病之效。指出病已初愈，尚有未尽之邪者，当以饮食养正而余邪自可去尽，若服药太过，则恐伤正气。基于这种思想，中医常常把饮食宜忌，随时嘱告病家，使其治养结合，令病速愈。前人对此积累了丰富的宝贵经验，并写成了不少专书，如《食疗本草》、《饮膳正要》、《随息居饮食谱》、《食鉴本草》等等，均可供医家临床参考，这也是中医的一大特点。本文例 4 即嘱其勿食粘腻助湿之品，如年糕、元宵、元鱼、鸭、肥肉、奶油、脂油等等，宜吃清淡饮食。例 3 则不能服辛辣助火之物，如辣椒、胡椒面、生蒜、生葱、牛羊肉等。例 2 则不宜服用助阳动风、助肝火之品，如鸡肉、鸡汤、羊肉、牛肉、辣椒、生蒜、生韭菜等等。例 4 则嘱其配合食用补肾、助肾阳、助热祛寒之物。如山药、干姜、红糖、狗肉、羊肉、牛肉、肉桂皮、小茴香、枸杞子、胡桃、鹿肉、韭菜花等，在下肢、关节处也要注意保暖，劳动、锻炼都要适度等等。俗话所说三分吃药七分养，即体现着治养结合的精神。总之，学习与运用辨证论治时，要注意到治养结合这一特点。

2. 关于辨证的几个问题

中医要想对疾病进行正确的治疗，就必须首先掌握正确的“辨证”方法，用以辨出疾病在目前的表现为何“证”，然后根据辨出的“证”，确定采用何种治法，再根据所订治法的要求，选用方药（以及其他治疗手段），随证变化，进行治疗。这种从整体观念出发，把“证”与“治”密切联系起来进行考虑的思维方法，就叫做辨证论治。这是中医学术的最大特点，由它构成了一种独特的医疗体系。“辨证”与“论治”是密切联系在一起、不能截然分开的，现在为了便于叙述，暂把有关辨证与论治的一些问题分开来谈谈。

（1）什么是“证”？“证”是从整体观念出发，把通过用望、闻、问、切四诊方法得来的各种材料，进行综合分析，运用八纲辨证、六经辨证、脏腑辨证、经络辨证、病因辨证、卫气营血辨证等各种理论和方法，结合病人的具体情况并联系客观条件等各种有关因素，对疾病进行“去粗取精、去伪存真、由此及彼、由表及里”的分析、归纳、推理、判断工作，进而作出对目前疾病一定阶段综合反应的认识——证。可以说“证”的确定过程，也就是对疾病的认识过程，从感性走上了理性的认识。所以“证”就不是一堆现象的罗列，而是对疾病的各种内部矛盾有了认识，对疾病现阶段邪正斗争情况进行了分析归纳而得出来的判断结果，从而形成了各种“证”的概念。“概念这种东西已经不是事物的现象，不是事物的各个片面，不是它们的外部联系，而是抓着了事物的本质，事物的全体，事物的内部联系了。概念同感觉，不但是数量上的差别，而且有了性质上的差别。”(《实践论》）所以也可以说“证”是“论治”的前提、“论治”的依据。并且还可以通过对“证”的认识和对其变化规律的观察，进一步总结出具有多种“证”候变化规律及不同特点的“病”来。例如本文例1诊为寒邪深侵肾经而致骨痹筋挛的尪痹，例2为阴虚肝旺、肝风上扰之证，例3为肠痈病初起气血壅瘀肠中蕴而化热之证，例4为湿热之邪据于少阳之证。这就已经不是关节疼痛、不能行走，偏头痛、性情急躁、头面阵痛，右下腹疼痛、恶心呕吐，高热不退、下午加重，食欲不振，胸闷苔腻以及脉象弦、滑、沉、数等等症状的堆积、罗列了，而是要根据“证”来进行“论治”。

（2）证、症、病的异同：知道了“证”是什么，则已经解决了主要问题。但是还应注意区分“证”与“症”和“病”的不同。有的学者提出症字与证字可以通用，其根据是古代无“症”字，只有“证”字，所以认为无须区别。这对单从一个字的考证来说是对的，我也同意。但是事物是发展的，古代没有的字现代有了，现在大家已经习惯地把“症”字指症状而言，所以我认为在医学领域里如把症、证、病赋以明确的含义，并逐渐地统一起来，对观察、研究疾病，对医学理论的探讨都是有利的。兹谈点个人看法，仅供参考。

证：前面已经谈过什么是证，故不再赘述。也有时把证说成“证候”，这与“症状”是不同的。

症：“症”指“症状”而言。症状是人体因患病而表现出来的异常状态。一般来说，有自觉的症状和他觉的症状。自觉症状如头痛、恶寒、咳嗽、发热、腹痛、泻肚、胸闷、腹满、眩晕、目花等等。他觉症状如身热炙手、四肢厥冷、腹部压痛、目黄、目赤、口臭、舌苔黄腻、腹胀、脉弦、脉数、无脉等等。这两种症状常同时存在，有的也不能截然分开，例如腹胀、高烧、腹中积块等，既是自觉的又是他觉的。总之，这些在疾病过程中表现出来的种种异常状态和不适都统称为“症状”。

病：“病”是指包括一群症状，具有一定的特点，有自己的变化规律，包含有各种不同阶段的不同证的不健康状况而言。中医把这种状况总称之为“病”。例如伤寒病、温热病、疟病、痢疾、中风、霍乱等等。再举例如下表：

中医独立诊治时（以伤寒为例）	症：	头痛项强，恶寒发热，自汗出，脉浮缓。
	证：	太阳表虚证。治法：调和营卫。方药：桂枝汤加减。
	病：	伤寒。
中医诊治西医诊断的疾病时（以急性菌痢为例）	症：	腹痛，泄肚，里急后重，大便带脓血，血多脓少，身热身重，口干不欲多饮，舌苔黄厚腻，脉象滑数。
	证：	中焦湿热积滞证。治法：清热利湿导滞。方药：芍药汤加减。
	病：	痢疾（湿热痢）。

从以上举例可以看出其中心思想是“证”，有了证才能立法、选方、用药。但是，证的确定，需要根据对许多症状的分析归纳。再进一步分析，如果证是属于某病的，则对证的认识和处理以及转化趋势的分析等，就更深刻、更有规律可循。例如病例4，通过对症状的分析，诊为伤寒病，少阳证，因挟有湿邪化热，故久久难愈。根据伤寒病的病变规律，少阳证也可转化为阳明证。本例已出现热多寒少（阳明证是只热不寒）、汗出、大便干燥、舌苔厚等症状，说明已有向阳明转化之机，故在治疗时除用柴胡桂枝汤和解外，又加入白虎汤兼清欲转阳明之热，既能清热又能防止其转化，同时据

证结合了化湿浊之品，进行治疗。第二诊时已无自汗出，故去掉桂枝汤，第三诊热邪已除，故去掉白虎汤，仍以小柴胡汤为主加芳化之品调理而愈。所以说症、证、病，都是人体不健康状态的反映，既互相联系着，又是有区别的。学习与运用辨证论治时，应注意区别。

（3）辨出主证和主证的特性：辨证的首要目的是要在纷繁的症状中，找出主证，并辨出它的特性。祖国医学认为在疾病的发生发展过程中，人体的阴阳、气血、脏腑、经络等与病邪作斗争所表现出来的各种证候，其发展变化是不均衡的，其中必然有起主要作用的证候，中医称这种起主要作用的证候为“主证”。辨出主证的方法，可参阅“什么是证”一节的有关部分，兹不赘述。找出了主证，就可以进行治疗，但还不能十分准确地给予恰当的治疗，所以辨出主证后，还要辨出主证的特性。举例来说，如果我们辨出“肝脾不和”为主证，治以调和肝脾之法，虽然也可以，但是还要进一步分辨它是因肝旺引起的呢？还是由脾虚引起的？如果是因肝旺、肝气横逆而克制脾胃所致，那么治法应是抑肝扶脾，甚至只用抑肝法就可以了。反之，如果是由于脾胃虚弱，肝乘脾虚之机来克伐脾胃，那么，治法就应是扶脾抑肝了。所以笼统地用调和肝脾法就不会取得理想的效果。再从本文的例 1 来看，风寒湿三气杂至，致气血痹阻，经络不通畅，关节失荣而变形是为主证，可以用祛风湿、通经络、利关节之法去治。如果是这样治法，效果就不会太好。因为只辨出了主证，并没有找出主证的特性。这个病例主证的特性是肾阳虚，寒邪（及风、湿）深侵入肾，肾主骨，寒邪入骨而致骨痹变形，筋骨失去正常功能而关节变形疼痛不能行走。所以其治法必须突出补肾祛寒，并选用能入骨的药物加入方剂中，才能取得理想的效果。例2则以肝阳亢盛、肝风上扰为主证，如果只用平肝息风的治法，效果就会不理想，因为没有辨出这一主证的特性。这个病人年龄较大，风阳之邪，久久不解就会入血、伤阴，肝阴越虚，肝阳就会越旺。所以采用了养阴柔肝，活血息风的治法，而取得了良好效果。由此可见，辨证时，不但要辨出主证，还必须辨出主证的特性，才能进行正确的治疗。当然，主证和主证的特性，也会因各种情况的变化而变化，但是在辨证论治时要始终注意随时辨出主证和主证的特性，是非常重要的，这是提高疗效，治愈疾病的关键所在。

（4）照顾兼证：在疾病发生发展的过程中，会有许多不同的证候同时存在，在这些证候中，有主证，有兼证。诊治疾病时，当然是首先要抓住主证，辨出主证的特性，加以解决。一般说主证解决了，兼证则可随之解决。但是，有的兼证如不解决，则会反过来影响主证的发展变化。如例4既用小柴胡汤加草果、槟榔，和解少阳、芳化湿浊，以解决寒湿化热邪据少阳这一主证。但同时还加用桂枝汤以解决其自汗恶风，营卫失调的兼证；又加入白虎汤以解决热多寒少、大便干燥等（有转阳明之势）兼证。这样主证、兼证，统筹兼顾，才取得了满意的效果。当然，要注意做到有重点地统筹兼顾，而不要蜻蜓点水、面面俱到，致使立法无主次，用药东拼西凑，杂乱无章，这样，就不会取得良好的治疗效果。

（5）注意证的转化与真假：在辨证时除了注意辨出主证和主证的特性外，还要注意证的转化与真假。中医从“变动制化”思想出发，认为疾病的证候是在不停地变化着，不要认为虚证就永远是虚证，实证永远是实证，而是要随时注意它的变化。例如高热神昏的阳盛热证，在一定条件下，可以转化为四肢厥冷、体温急剧下降、冷汗淋漓、失神不语的阳脱阴盛的虚寒证。反之，阴寒之证，在一定条件下，也可以转化为阳热之证。因此，还要注意分辨真寒假热、真热假寒等证。一般说，老年病人或久病、重病患者，如出现发热不宁，口干不欲饮，面红如妆，足膝冰冷，心烦而欲盖衣被，且能安卧，脉象沉细而弱等症状，为真寒假热证。反之，如病人出现神昏，四肢逆冷，有时怕冷而不欲盖衣被，胸腹及腋窝高热而四肢冰冷，口渴能饮凉水，烦躁，不能安卧，脉象虽沉小但重按有力等症状，则为真热假寒证。另外，还要注意到“大实见羸状，至虚有盛候”的情况。例如体壮的病人出现倦怠喜卧，食欲不振，头昏少神，肢体乏力，舌苔黄厚，大便干秘，脉象实大有力等症，此为真实假虚证。儿童易见此证，小孩本来每日到处玩耍，喜欢吃东西，很有精神，如果因不注意节食而伤食停滞，则可出现不喜玩耍，喜卧懒动，食欲不振，头昏倦怠，精神不好，脉象沉滑有力等症。这些倦怠、无精神、喜卧等症，并不是虚证而是真实证中出现的假虚症状。反之，老年人或久病、重病之人，如突然出现神志十分活跃，言语格外清楚，声音亦较前清亮，本来不能坐起的病人，突然能坐起，活动有力，过去已记不清的事，忽然全部说得很清楚，脉象虚、弱、微、散，似有似无。这种情况，俗话称之为“回光返照”，为元神虚极欲脱、真虚假实之证，是极其危险的证候。应赶紧抢救，或可救于万一。不可不知。

3. 关于论治的几个问题

论治是与辨证密切联系在一起的，论治要以证为前提，与辨证不能分开。今为了便于叙述，暂且分开来谈几点有关论治的问题。

（1）“治”为什么要“论”：“不同质的矛盾，只有用不同质的方法才能解决”(《矛盾论》)。中医的“论治”，也就是针对辨出来的这些不同质的证，经过考虑研究而确定不同质的治法，去治愈诸病证。因为治疗法则的确定，既要根据不同的“证”去考究，同时又要因人、因时、因地制宜，选方、用药都须合适，所以就必须运用中医理论深入细致地研讨研讨、考虑考虑、议论议论，因而就叫做“论治”。例如辨证为阳明腑实证，须用下法治疗。但是，不但下法中有急下、缓下、温下、清下、润下、宣肺通肠、增液推舟、调胃通腑、养血通幽等等的不同，而且还要根据病人体质的强弱，居处的南方北方，季节的春夏秋冬，性别的男女，年龄的老幼，体形的胖瘦等等不同因素以及选方的大小，用药的轻重等去作详细的考虑研究。不仅如此，还要根据辨证的要求，有的先治标后治本，有的先治本后治标，有的标本同治，有的则要上病下取，有的下病治上，有的则需阳病治阴，有的则需阴病治阳，有的以攻为补，有的要以补为攻，有的攻补兼施，有的苦寒直折，有的甘寒育阴，有的则要引火归元等等。非常细致复杂，必须经过深入探究，详细考虑，才能确定出准确的治疗法则和方药。这就是在治疗时必须要进行“论治”的道理。例如例3为肠痈病、气血壅瘀、蕴而化热之证，根据主证的特性为肠中壅瘀的实热证，结合年纪为青年、地处河南，虽已到12月，但比北方暖和等情况考虑，而采用了苦寒咸寒，通肠去壅，活血化瘀、清热解毒同用的急下法而取得了满意效果。反之，如果同是肠痈病的患者，或年龄大，或地处大西北，或为女病人……则治法与用药都要根据不同情况而作不同的调整。可见“论治”是非常重要的。

（2）“论治”的两大步骤：论治可分为两大步骤进行。第一是立法，第二是选方、用药。

①先谈立法：立法是辨证论治中很关键的一环，立法的正确与否，直接关系到治疗。立法时首先是根据辨证的要求确定治疗原则，简称“治则”，也叫治疗大法。治则好象含有作战时“战略”的意思。《黄帝内经素问》中关于治则的记载很多，例如：“寒者热之，热者寒之，温者清之，清者温之，散者收之，抑者散之，燥者润之，急者缓之，坚者软之，脆者坚之，衰者补之，强者泻之”，“微者逆之，甚则从之，坚者削之，客者除之，劳者温之，结者散之，留者攻之，燥者濡之，……损者益之，逸者行之，惊者平之”，“逆者正治，从者反治”，“热因寒用，寒因热用，塞因塞用，通因通用”，“诸寒之而热者取之阴，热之而寒者取之阳”，“从内之外者，调其内；从外之内者，治其外；从内之外而盛于外者，先调其内而后治其外；从外之内而盛于内者，先治其外而后调其内；中外不相及，则治主病”，“气反者，病在上，取之下；病在下，取之上；病在中，旁取之”，“木郁达之，火郁发之，土郁夺之，金郁泄之，水郁折之”，“大积大聚，其可犯也，衰其大半而止，过者死”，“小大不利治其标，小大利治其

本。病发而有余，本而标之，先治其本，后治其标。病发而不足，标而本之，先治其标，后治其本”，“因其轻而扬之，因其重而减之，因其衰而彰之。形不足者，温之以气；精不足者，补之以味”等等。后人把常用的治则归纳为汗、吐、下、和、温、清、补、消八种治疗大法，简称“治病八法”。但是，在确定了治则之后，才只完成了第一大步骤中的第一阶段。因为这才只是考虑出了治疗原则，也可说是才有了治疗的大方向，还需要进入第二阶段——即根据治则的要求，制订出具体的“治法”。有了具体的“治法”，“立法”这一大步骤才算完成。治法比治则更细致、更具体故而治法也比治则多得多，也可以说多得没有确切的数字。例如汗法中有辛温发汗法、辛凉发汗法、滋阴发汗法、引吐发汗法、益气发汗法等，下法中有急下存阴法、咸寒润下法、增液通下法、宣肺通肠法等，不多赘述。治法似含有作战时“战术”的意思。所以说治法是治则的具体体现。但在理、法、方、药中的“法”字却包含着治则与治法的统一。制订出治法后，论治的第一大步骤——立法就算完成了。

②选方、用药:“论治”的第二大步骤就是根据立法的要求去选方、用药。严格说来这一步骤，也有两个阶段。第一阶段是选方，可在古代或近代的方剂中，选择符合本治法要求而且组织精妙、切中病情、疗效高的方剂作为基础，以备随证加减之用。如找不到合适的成方，就可以按照组织药方的原则去组织新的药方。这时则随之进入第二阶段——“用药”阶段。如果选用成方，则把方中每味药物加以分析，去掉那些对病情或机体不利的药物，再选择加入一些能使方剂更符合治法、

更切合病情而能进一步提高疗效的药物。如果组织新方，则根据治法的要求，按照组织药方的原则，结合病人具体情况，去深思熟虑地选择药物、组织药方。在选方、用药时，可参考前人关于七方（大、小、缓、急、奇、偶、复）、十剂（宣、通，补、泻、轻、重、滑、涩、燥、湿）、君臣佐使（现称主辅佐使）以及四气、五味、十八反、十九畏、相须、相使等组方用药的原则。例如《黄帝内经素问·至真要大论》中说："君一臣二奇之制也；君二臣四，偶之制也；君二臣三，奇之制也；君二臣六，偶之制也""近者奇之，远者偶之，汗者不以奇，下者不以偶，补上治上制以缓，补下治下制以急，急则气味厚，缓则气味薄"，"近而奇偶，制小其服也。远而奇偶，制大其服也。大则数少，小则数多。多则九之，少则二之。奇之不去则偶之，是谓重方。偶之不去，则反佐以取之"等等。用药时还可适当结合近代科研成果，依照治法要求，灵活选用。总之，既要注意做到有法有方，又要注意随证加减，灵活运用。胸中要有全局，方药要有重点，既要针对主证，又要照顾兼证，圆机活法，存乎其人。如例1，其治则为"衰者补之，客者除之"的精神，具体治法是补肾祛寒，活血通络，壮筋骨，利关节。选方为桂枝芍药知母汤合虎骨散，但又随证加减了一些药物。例4的治则是"和法"、"清法"又佐以芳化。具体治法是和解少阳，化湿清热。选方是柴胡桂枝汤合白虎汤，又随证加了一些芳化的药品。不一一例举。

"论治"的两大步骤，至此即告全部完成。当然，辨证论治不是一成不变的，而是随着证情变化而变化的。所以辨证论治不是一劳永逸的，经过第一次辨证论治后，证情如有变化，第二次仍须仔细地进行辨证论治。对于急性病，甚至上午、下午则可出现不同的证情变化而采用不同的治法。即使是慢性病，也要不断地进行进一步的辨证论治，以便步步深入，进而根治。千万不要把本来是根据客观需要而采取的“效不更方”四个字，变为主观、懒惰、不负责任的借口而每诊皆“效不更方”。

4. 学习与运用辨证论治应注意研读的一些书籍

中医书籍浩如烟海，读起来真有让人望洋兴叹之感。所以必须抓住重点，把主要书籍进行熟读、消化、吸收，并在实践中反复应用，才能得心应手，同时再旁采诸家之长，进一步提高诊治水平。对于在临床上已经独立工作了数年的医生来说，多看些前人及近人的医案，是有很大帮助的。医案是医家诊治疾病时的临证记录，也是辨证论治的具体体现。虽然有些写得比较简略，但都能体现出理论与实践的密切结合和理、法、方、药的种种灵活变化。例如华岫云在叶天士《临症指南医案》“凡例”中说:“此案用何法，彼案另用何法，此法用何方，彼法另用何方，从其错综变化处，细心参玩。更将方中君臣佐使之药，合病源上细细体贴，其古方加减一二味处，尤宜理会，其辨证立法处，用朱笔圈出，则了如指掌矣。切勿草率看过，若但得其皮毛而不得其神髓，终无益也。”从此段文字，可以看出学习医案，对学习与运用辨证论治，会有很大启发和帮助。大家比较常看的医案如:《名医类案》、《薛氏医案按》、《柳选四家医案》、《临症指南医案》、《寓意草》、《吴鞠通医案》、《全国名医验案类编》、《清代名医验案精华》、《蒲辅周医案》、《岳美中医案》、《黄文东医案》、《老中医医案医话选》等等，可以选择阅读。如果对中医理论、各家学说有了深厚的基础，读这些医案收获就较大。如华岫云说："然看此案，须文理清通之士，具虚心活泼灵机，曾将灵素及前贤诸书参究过一番者，方能领会此中意趣。"所以我认为欲学好辨证论治应熟读《素问灵枢汇纂约注》、《灵素集注节要》、《内经辑要》、《内难选释》之类的书籍，选其中一种熟读为主，如能进而读读全部的《黄帝内经》则更好。其次为《伤寒论》、《金匮要略》，可从读陈修园《伤寒论浅注》、《金匮要略浅注》入手。近些年各中医院校均有伤寒、金匮讲义，附有白话注释，可以选用。再如《温病条辨》、《温热经纬》以及《各家学说讲义》、《叶选医衡》、《濒湖脉学》、《中药方剂学讲义》、《中医诊断学讲义》、《本草备要》、《医方集解》一类的书籍均应研习。再结合个人专业，选读各专业书籍，通过对医案的学习、理解，逐步深入，不断提高。华岫云在《临症指南医案》中说："学者苟能默契其旨，大可砭时医庸俗肤浅呆板，偏执好奇，孟浪胆怯诸弊。"可见学习好的医案，确有很大帮助。今再摘录前人两段文字，以作为本文的结束。一段是关于书写医案的要求，一段是一个治验的医案，即现代所说的病历分析。现摘抄如下：

（1）《寓意草·与门人定议病式》："某年某月，某地某人，年纪若干。形之肥瘦长短若何；色之黑白枯润若何；声之清浊长短若何；人之形志苦乐若何。病始何日，初服何药，次后再服何药。某药稍效，某药不效。时下昼夜孰重，寒热孰多，饮食喜恶多寡，二便滑涩有无。脉之三部九候，何候独异。二十四脉中，何脉独见，何脉兼见。其症或内伤、或外感，或兼内外，或不内外。依经断为何病，其标本先后何在，汗吐下和寒温补泻何施。其药宜用七方中何方，十剂中何剂，五气中何气，五味中何味……一一详明，务令纤毫不爽，起众信从，允为医门矜式，不必演文可也。”（清·喻嘉言）

（2）《卫生宝鉴》过汗亡阳治验（见《杂病广要》“中湿”）：“中山王知府次子薛里，年十三岁，六月十三日，暴雨方过，池水泛溢，因而戏水，衣服尽湿，其母责之，至晚觉精神昏愦，怠惰嗜卧，次日，病头痛身热，腿脚沉重。一女医用和解散发之，闭户塞牖，覆以重衾，以致苦热不胜禁，遂发狂言，欲去其衾而不能得去，是夜汗至四更，湿透其衾，明日寻衣撮空。又以承气汤下之，下后语言渐不出，四肢不能收持，有时项强，手足瘈疭搐急而挛，目左视而白睛多，口唇肌肉蠕动，饮食减少，形体羸瘦。命予治之，具说前由。予详之，盖伤湿而失于过汗也。且人之元气，起于脐下肾间动气，周于身，通行百脉。今盛暑之时，大发其汗，汗多则亡阳，百脉行涩，故三焦之气不能上荣心肺，心火旺而肺气焦。况因惊恐内蓄，《内经》曰恐则气下，阳主声，阳既亡而声不出也。阳气者精则养神，柔则养筋。又曰夺血无汗，夺汗无血。今发汗过多，气血俱衰，筋无所养，其病为痓，则项强，手足瘈疭搐急可挛。目通于肝，肝者筋之合也，筋既燥而无润，故目左视而白睛多。肌肉者脾也，脾热则肌肉蠕动，故口唇蠕动，有时而作。经云肉痿者，得之湿地也。脾热者，肌肉不仁，发为肉痿。痿者痿弱无力运动，久而不仁。阳主于动，今气欲竭，热留于脾，故四肢不用。此伤湿过汗而成坏证明矣。当治时之热，益水之原救其逆，补上升生发之气。《黄帝针经》曰：上气不足，推而扬之。此之谓也。以人参益气汤治之。《内经》曰：热淫所胜，治以甘寒，以酸收之。人参、黄芪之甘温，补其不足之气而缓其急搐，故以为君。肾恶燥，急食辛以润之。生甘草甘微寒，黄柏苦辛寒，以救肾水而生津液，故以为臣。当归辛温和血脉，橘皮苦辛，白术苦甘，炙甘草甘温，益脾胃，进饮食。肺欲收，急食酸以收之。白芍药之酸微寒，以收耗散之气而补肺金，故以为佐。升麻、柴胡苦平，上升生发不足之气，故以为使。乃从阴引阳之谓也。

人参益气汤：黄芪五分　人参　黄柏（去皮）　升麻　柴胡　白芍药各三分　当归　白术　炙甘草各二分　陈皮三分　生甘草二分　上十一味㕮咀，都为一服，水二盏半，先浸两时辰，煎至一盏，去柤热服，早食后、午食前各一服投之。三日后语声渐出，少能行步，四肢柔和，食饮渐进，至秋而愈。”（元·罗天益）

通过以上例子，我认为如果我们好好学习前人这种认真负责、一丝不苟、究理探原、全面考虑的治学精神，再结合近代的研究成果及有关内容，随证参悟，分析归纳，深入钻研，定会使我们的辨证论治水平日益提高。

八、辨证论治也要不断提高与发展

祖国医学是通过几千年来人们无数次防治疾病的医疗实践，逐步把感性认识加以集中和总结上升到理性认识而渐渐形成的。从它的内容来看，也是随着社会生产和医疗事业的发展而不断丰富起来的。正确地总结前人和今人的经验，才能提高祖国医学的理论水平。

我个人通过多年临床实践，既体会到了祖国医学宝库有着丰富的经验和哲理深邃的医学理论，也体会到祖国医学本身还有不足和缺陷之处（俗称毛病），同时也认识到自己学识的不足和某些错误（毛病）。所以，我认为应“在治病中知病”，那“病”字，包含着两重意思，一是认识疾病，二是认识毛病（不足、缺陷、错误）。更深入地认识了疾病，也看到了毛病，就能正确地向前发展。所以我认为“辨证论治”也必须在医疗实践中不断提高与发展。今结合五个病例，谈几点肤浅体会，仅供参考。

（一）病　例

1. 石淋（泌尿系结石）

王某，男，28 岁，炊事员。住院病历号 5697。入院日期：1966 年 5 月 18 日下午 2 时。

问诊： 主诉左侧腰痛、左少腹痛向前阴部放射、小便淋沥涩痛已 19 个小时。

四五天前，左侧腰部疼痛，昨日下午 7 时左右，又加左少腹疼痛，并向前阴部及左大腿内侧部放射。尿频、尿急、小便涩痛不畅，尿黄赤，大便干燥。时时恶心，纳食不香，口干不欲饮水。

望诊： 发育良好，营养佳。急性痛苦病容。舌边、舌尖发红，舌苔微黄。

闻诊： 言语声音、呼吸均正常。

切诊： 腰、腹部切按，未发现异常。脉象滑、略细。

辨证： 素食肥甘，蕴而生热，湿热下注，热蓄膀胱，久受煎熬，水结化石，发为砂石淋痛。《诸病源候论》石淋候中说："肾主水，水结则化为石，故肾客砂石。肾虚为热所乘，热则成淋。其病之状，小便则茎里痛，尿不能卒出，痛引少腹，膀胱里急，砂石从小便道出，甚者塞痛令闷绝。"本病人舌边、舌尖发红，舌苔黄，知为热证，脉滑主有湿邪。四诊合参，诊为石淋病，膀胱湿热证。

经 X 线拍摄腹部平片证实，左侧腰部第三椎横突处，有 1.0 × 0.8 厘米结石一块。印象为左侧输尿管结石。

治法： 清利下焦湿热，滑窍、活瘀、消石。

处方： 海金沙 15 克（布包）　金钱草 60 克　萹蓄 15 克　滑石块 15 克　车前子 12 克（布包）　路路通 9 克　生大黄 6 克　元胡粉 1.5 克（分冲）。1 剂。

方义： 本方以海金沙散加减而成。方中用海金沙清利膀胱湿热；金钱草利尿排石为主药。辅以滑石，利湿滑窍；萹蓄清热利尿。佐以车前子利湿益肾而不伤阴；生大黄活瘀清热、推陈致新；元胡活血兼能理气而止痛。更以路路通行气活血通络为使药。共成清热利湿，滑窍、活瘀、消石之剂。

二诊（5月19日）：上药进1剂，症状无变化，上方去元胡、生大黄、路路通，加川牛膝9克、炒杜仲9克、生甘草5克，以增强益肾、活血、缓急之力。

三诊（5月23日）：上方进4剂，腰及少腹部已不疼痛，尿量增多，但排尿后尿道仍痛。舌、脉无大变化。仍守上方，改生甘草为生草梢。2剂。

患者于上午9时以后，即未排尿，至下午5时，小腹胀满疼痛。立即进行X线拍片检查，发现原输尿管之结石，已下移至膀胱下口、尿道上口处，堵塞尿道口，因而尿闭，小腹胀痛甚剧。急煎中药：滑石块30克、冬葵子15克、川牛膝9克。1剂，立即服用。并注射杜冷丁、阿托品各1支，疼痛略缓解，排尿约50毫升。

四诊（5月24日）：昨夜仍尿闭，今上午又注射杜冷丁和阿托品，小腹胀痛仍不减。于中午11时45分，施行膀胱穿刺术，排尿800毫升，小腹胀痛即止，又急煎下方：

滑石块30克　金钱草60克　冬葵子24克　川牛膝15克　赤芍15克。1剂，即服。

下午3时30分，参照X线照片中结石所在之部位，用手指（戴指套、涂油）从肛门顺沿尿道上口处向下方轻轻按摩2～3分钟，其后尿道流出稀淡血液两滴。继服前开之汤药。

晚8时30分，病人欲排尿，即用力排尿，从尿道排出结石一块，长圆形，似瘦小的花生米状，褐色之中带有微黄。结石排出后，立即去放射科进行X线拍片检查，结石阴影已不见，膀胱、尿道均正常。

五诊（5月25日）：输尿管结石已排出，诸症皆消除，精神佳，舌脉已平，再进中药三剂予以调理。处方如下：

海金沙9克　金钱草15克　滑石块15克　怀牛膝9克　炒杜仲9克　茯苓12克　炒白术9克　陈皮6克　生甘草6克　3剂，带走2剂，回家服用。

病人于5月26日痊愈出院。

2. 头痛、心悸（第Ⅲ度房室传导阻滞）

孙某，男，38岁，山东省某市干部。初诊日期：1974年10月27日。

问诊：主诉头昏、头痛、心慌，心跳慢已十余年。

自1961年夏天开始出现头痛、头晕、心慌、气短、全身乏力等症状，逐渐加重，1964年曾住入山东某专区医院，诊断为Ⅲ度房室传导阻滞，经过治疗，渐渐恢复正常。1965～1968年期间，因过度劳累，又头痛剧烈，心慌憋气，心率36次/分，而再度住入某专区医院，治疗未效，于1969年4月转到中国医学科学院北京某医院住院治疗，诊断为“Ⅲ度房室传导阻滞”，因疗效不理想，于9月份出院。此后，1970～1974年上半年这段时间内，又曾经住过山东某医院、上海市某人民医院、上海第一医学院某医院、中国人民解放军某医院等医疗单位，经用中西药物治疗，均未见明显好转。所住过的各医院都建议安装心脏起搏器，以免发生危险。病人仍愿用药物治疗而来我院就诊。（以上各医院的病情摘录及诊治意见等，附在后面，请参阅）。

目前主要症状是：头昏、头晕、头痛（前头部空痛），痛甚时可致昏厥。记忆力明显减退，心慌气短，胸部憋闷，心跳慢，全身无力，打不起精神来，畏冷，多梦，饮食一般，二便尚调。

望诊：体格发育正常，营养一般，慢性病容，面色晦黯无华，精神不振。舌质略黯，舌根部有白苔略厚。

闻诊：言语清楚，声音较低，说话时气短。

切诊：手足较凉，两手脉象迟而力弱。

辨证：心主血脉，其华在面；心居膈上，主胸中阳气。肾为作强之官，藏精、生髓（脑为髓之海），乃人身真阳所居之处。阳主动，阴主静。本病过劳成疾，头部昏晕发空，全身疲乏无力，精神不振，全身畏冷，是肾阳不足之象。心慌、气短、心跳缓慢、胸部憋闷，是为心阳不振之候。心肾之阳俱虚，精血不能上荣故头部发空而昏晕厥痛，面色晦黯无光泽。心肾不能交通共济，故健忘、多梦。心肾阳虚，血脉流行不佳，故舌质发黯，脉迟力弱。四诊合参，诊为心肾阳虚之证。

治法：温助心肾之阳，益气活血。

处方：炙麻黄 5 克　制附片 9 克　细辛 3 克　薤白 9 克　熟地 15 克　山萸 9 克　山药 12 克　紫肉桂 3 克　五味子 6 克　麦冬 9 克　茯神 9 克　红花 9 克　川芎 9 克　白人参粉 1.8 克（分两次冲服）　6 剂。

方义：本方取麻黄附子细辛汤加薤白，以温助心阳为主药。熟地、山萸、肉桂、山药、温补肾阳，为辅药。又佐以人参、麦冬、五味子益心气、养心阴、调血脉；茯神养心安神，红花活血行瘀。更使以川芎辛香走窜，上行头胸，下走膝腹，行血中之气，配合附子温经散寒，而通行十二经以助回阳之力。共成温助心肾阳气、益气活血之剂。

二诊（11月4日）：上药进7剂，症状无大变化，但亦无不良反应。舌质仍黯，脉仍迟。再加减前方。

麻黄5克　附片6克　白芥子5克　熟地24克　紫肉桂5克　鹿角霜12克　苏子9克　杏仁9克　党参12克　香附9克　炙甘草6克　川芎9克　6剂。

另：云南白药3瓶。每次服1/8瓶，1日4次。

三诊（11月12日）：上方服8剂，症状仍未见明显改变，仍有头晕、少寐、胸闷等症。舌脉亦同前。改投宽胸助心阳、益肾活瘀之剂，以振奋全身阳气。处方如下：

全瓜蒌30克　薤白15克　桂枝12克　紫肉桂6克　鹿角霜12克　炙甘草6克　党参15克　红花9克　苏木12克　川芎12克　珍珠母24克（先煎）钩藤15克　天仙藤12克　天仙子0.9克　6剂。云南白药改为1日服3次。

四诊（11月25日）：上方服12剂，仍感头晕、前头痛、全身疲乏无力，睡眠多梦，健忘。舌质红，苔黄腻，脉迟（35次/分）。再进行辨证分析，仍诊为心、胸、肾阳虚、血流不畅之证。服前药症状虽未见明显改善，但舌质已由黯变红，是为可喜之征兆，说明亦有一定效果，故仍守上方稍事出入，加重药力。

全瓜蒌30克　薤白15克　桂枝24克　鹿角霜12克　紫肉桂5克　白芥子6克　党参15克　川芎15克　苏木15克　红花9克　天仙藤12克　白芷9克　珍珠母30克（先煎）　炙甘草6克　6剂。

本方以瓜蒌薤白白酒汤去白酒加桂枝、白芥子助胸阳、开胸痹、降浊痰为主药，又辅以肉桂、鹿角霜补肾中真阳，以助全身阳气的恢复。并佐以红花、苏木、天仙藤、活血通经络；党参、炙草益气以和血；珍珠母养心阴而安神；更重用川芎促血分药通行十二经以化瘀生新，鼓舞气分药以帅血行。白芷辛温香窜，其气上升入阳明经，以治前头痛，作为使药。

五诊（12月3日）：上方进8剂，头痛、头晕减轻，心跳也有时稍见增快（曾有时38次/分）。病人喜形于色，自觉有希望。症状尚有全身疲乏，多梦，健忘，食欲不振。舌质红润，舌苔黄腻。脉仍迟慢（35次/分）。仍以上方出入。

全瓜蒌30克　薤白15克　桂枝30克　白芥子9克　鹿角胶9克　紫肉桂5克　熟地15克　麻黄3克（与熟地同捣）　红花9克　苏木15克　天仙藤5克　党参15克　珍珠母30克（先煎）　川芎15克　白芷9克　6剂。

本方除加重了桂枝、白芥子的用量外，又加了熟地麻黄同捣的用法。用了白芥子、鹿角胶、肉桂，便在瓜蒌薤白加桂枝汤的基础上，又寓有阳和汤之意，以加强补阳、通滞、散结、活瘀的作用。

六诊（12月9日）：本周头痛未作，其余症状亦均有减轻，心跳有时可增到38～39次/分。近日有些腰痛。上方去白芷，加川断12克。6剂。

病人说，欲于近日带着药方回山东继续服用，即嘱本方可较长时期服用。

1975年2月中旬，接到病人来信。信中说，回家后，每日服汤药1剂（12月9日方），连同在北京时所服的汤药，共约一百余剂。于过春节后不久，有一天突然心跳增快为80次/分，我立即去原来住过的某专区医院做心电图检查，并请原来主治过我的病的医生进行心脏听诊，均为正常。此后，虽偶尔有时心跳减到50次/分，但很快即能转为80次/分，心中大喜，特写信告知。

我回信约他有时间再来北京复查。

1975年10月9日，病人来北京复查。病人精神很好，满面春风，较前稍胖，身体健壮。早已上班工作，此次出差去张家口，顺便来京复查。携有1975年4月14日心电图及1975年7月20日心向量图，为“正常心电图”、“大致正常向量图（心率76次/分）”。当即在我院又做心电图检查，亦为正常心电图。

1980年6月追访，6月11日病人回信说：“回来后一直很好，心率很正常，均在60～70范围以内，同时，其他部位也没有什么反响。……我现在工作单位离泰山很近，每天早起爬山登峰，爬300米高的山，一个小时上下。感觉有劲，饮食也很好，工作起来总觉着有用不完的劲。……现在心电图仍为正常心电图，血压也正常”。

附录：

（1）中国医学科学院北京某医院病历摘要选录：

病历号171379，1969年4月26日～9月3日在我院住院治疗。入院后检查：一般情况良好，体温正常，血压130/80毫米汞柱，心率40次/分，齐而有力，心尖未闻及病理性杂音，肺叩诊呈清音，肝脾未触及，下肢不浮肿。心电图示为Ⅲ度房室传导阻滞。X线：心室扩大，符合心肌病变。血沉、肝肾功能、电解质均正常。

住院期间，1969 年 6 月 22 日晚 9 点突然发生过一次晕厥，经氧气吸入、心脏挤压，静滴异丙肾上腺素后，心率为 31 次/分，律齐，神志恢复正常。

现在一般情况较好，病情平稳，……可以回原地继续治疗。（1969 年 9 月 2 日）

（2）山东某医院 1973 年 4 月 25 日转诊病历摘录：

主要病史：经北京某医院内科治疗无效，准备安装起搏器，患者未同意。回山东后，心率一直缓慢，曾多次晕厥，要求治疗。

查体：一般情况可，慢性病病容，心率 36 次/分，心尖区收缩期Ⅱ级杂音，血压 130/80 毫米汞柱，律整，肺（－），腹（－），下肢浮肿（－）。印象，完全性房室传导阻滞。

心电图：心电位半垂位。逆时针转位。P 波正常。QRS 时间 0.08 秒。电压正常。ST 段，T 波正常。Q－T 间期＝0.52 秒。结论：①第三度房室传导阻滞；②心室自主律。

建议：①因内科药物治疗多年无效，故建议去外地继续治疗；②可去北京或上海安装心脏起搏器；③去外地时要有医生护送，并带抢救药品。

（3）上海市某人民医院 1973 年 12 月 18 日至 1974 年 2 月 19 日住院证明书摘录：

1974 年 2 月 19 日。患者系完全性房室传导阻滞入院，经药物对症治疗无好转，因无埋藏之按需起搏器，故未安装，今日出院继续用药物，如本院以后有埋藏之按需起搏器，可随时通知再来我院安装。如服药过程中，因无埋藏之按需起搏器，病情有特殊变化时，也可随时来院安装体外之按需起搏器。

另外，患者尚携有山东省某专区医院、上海第一医学院某医院、中国人民解放军×医院等单位的诊治情况及意见，内容与上述基本相同，故从略。

3. 悬饮（渗出性胸膜炎）

唐某，男，27岁，河北省某县医院门诊病人。初诊日期：1972年6月16日。

问诊：主诉左侧胸痛，憋气，咳嗽，已10余天。

10多天来左侧胸胁痛，憋气，咳嗽时疼痛加重，不能向右侧卧，睡眠只能向一侧卧，午后发烧，食纳尚可，二便正常。

望诊：急性病容，呼吸急促。发育正常，营养一般。舌苔白。胸部X线透视，左侧第四肋间下胸腔积液。

闻诊：时有咳嗽，声音不扬。胸部听诊，左侧呼吸音低，叩诊呈浊音。

切诊：脉象滑。余未见异常。

辨证：肺主气，司呼吸，肺失宣降，遂生咳嗽、憋气、胸胁痛、发热等症。肺为水之上源，有通调水道、下输膀胱的功能，肺气失宣，功能失调，水饮不能正常宣化而聚积于胸胁。舌苔白，脉象滑，均为水湿停聚之象。四诊合参，诊为悬饮病。

治法：宣肃肺气，利水化饮。

处方：川椒目9克　瓜蒌30克　冬瓜皮30克　桑白皮9克　泽泻9克　茯苓皮12克　车前子30克（布包）　杏仁9克　紫菀9克　桂枝4.5克　百部9克　6剂。

方义：本方以《医醇賸义》“椒目瓜蒌汤”加减化

裁而成。方中用川椒目利水除饮，瓜蒌宽胸化痰为主药。桑皮、茯苓皮、冬瓜皮、泽泻、车前子利水化湿为辅药。紫菀、杏仁、西部宣肃肺气、降气化痰为佐药。桂枝温阳化气以助水饮之气化而利水为使药。

二诊（6 月 30 日）：上方连服 12 剂，同时注射链霉素，口服雷米封。现在自觉症状已消失。胸部 X 线透视复查，胸腔积液全部吸收。嘱再服几剂，以巩固疗效。

本例中西药结合应用，迅速控制了炎症的发展，促进了积液的吸收，缩短了治疗的时间。

4. 胸痹（冠心病、心绞痛）

辛某，男，41 岁，解放军某部团长。病历号 89874。初诊日期：1962 年 9 月 24 日。

问诊：主诉胸部闷痛已一年半。

一年半以来胸部闷痛，心前区有压抑感。睡眠不稳，易惊，有时心悸怔忡，登高时则目眩，食纳尚可，两下肢有时浮肿，二便正常。曾经河北省石家庄某医院和北京某医院做心电图等检查，诊断为冠心病，心绞痛。

望诊：发育正常，营养佳，面色略黯。舌苔根部垢厚略黄。

闻诊：言语、声音、呼吸未发现异常。

切诊：腹部、四肢正常，脉象略数。

辨证：胸部为阳气宣发之域，胸阳不振，气血郁滞，不通则痛。心气不畅则有压抑发闷之感，心血失荣则致易惊、怔忡、失眠等症。四诊合参，诊为胸阳不振所致之胸痹。

治法：宽胸助阳，宣畅气血，兼佐安神。

处方：全瓜蒌12克　薤白9克　炒枳壳9克　川桂枝3克　川厚朴4.5克　九菖蒲3克　朱远志6克　朱茯神9克　酸枣仁9克　焦神曲9克　广木香1.5克　6剂。

方义：本方以瓜蒌宽胸化痰、甘苦润降，薤白助阳开痹、辛散气血为主药。枳壳畅胸中滞气，桂枝助心胸阳气，厚朴消胀除闷为辅药。远志交心肾而安神，菖蒲畅胸膈而开窍，酸枣仁甘酸敛神，朱茯神甘淡宁心，焦神曲助消化而和中为佐药。少用木香以行冷滞之气，气行则痛定为使药。

二诊（9月30日）：药后平平，症无进退。舌苔白，脉象略沉。改方如下：

瓜蒌皮12克　炒枳壳9克　清半夏6克　北秫米9克　九菖蒲3克　朱远志6克　制乳没各3克　杭白芍9克　白蒺藜9克　广藿梗9克　生熟枣仁各12克　沉香粉1.2克（分两次冲服）　3剂。

三诊（10月5日）：药后胸痛、胸闷减轻。睡眠较佳，尚有时惊悸。目眩、下肢浮肿、心区压抑感，均减轻。舌上黄苔较前化薄，脉象略数，再守前法，药方加减如下：

瓜蒌皮12克　当归身4.5克　炒枳壳9克　炒枳实6克　白蒺藜9克　广藿梗9克　生熟枣仁各9克　北秫米9克　法半夏7.5克　白芍12克　朱远志6克　青龙齿12克（先煎）沉香粉1.5克（分两次冲服）　5剂

四诊（11月1日）；服完上药5剂后，胸闷基本消失，只在走累或登高时才出现。但因工作关系而去外地，故停药。现心前区之疼痛每日发作1～10次，劳累时则多，休息时则少，疼痛发作时可波及到左腋窝。睡眠多恶梦，大便偏燥。舌苔白略腻，脉象略数。①再投10月5日方6剂；②苏合香丸3丸，1日2次，每次半丸，随汤药服。

五诊（11月6日）：药后睡眠安稳，心痛次数减少，各症均减轻。舌苔黄腻之情较前化薄，小便色黄。脉略滑。再投10月5日方（去当归、枳实，加菖蒲6克），3剂。苏合香丸3丸，1日2次，每次半丸，随汤药服。

六诊（11月9日）：药后心胸痛已不明显，余症基本消失。惟舌苔尚黄厚（自谓与吸烟太多有关），大便近日干燥，食欲不振，脉象略细数。因工作关系，须到外地去一段时间，要求带常服药方及药。

1. 药方：瓜蒌皮12克　薤白头6克　紫丹参9克　炒枳壳9克　炒枳实9克　白蒺藜9克　广藿梗12克　生熟枣仁各9克　北秫米9克　九菖蒲3克　条黄芩9克　天竺黄6克　赤芍12克　沉香粉1.2克（分两次冲服）　6剂。嘱有效可以此方常服。

2. 苏合香丸6丸，疼痛发作时，服1丸。嘱用完后，再在当地购服。

七诊（1963年7月13日）：上药服用约3个多月，苏合香丸约服用30余丸。胸痛、胸闷、心前区压抑感均消失，虽然偶有欲作之势，但极轻微，故未再服药。停药后，工作正常。面色比以前润泽，精神及说话声音均较前转佳。近在北京某医院做心电图检查，心电图正常，血胆固醇240毫克%。舌苔尚黄（自谓吸烟太多之故），脉已近平。仔细望其面部，两颧微有略青之色，下口唇有少数瘀斑。拟用养血活瘀、助心阳之法收功。

处方：瓜蒌皮9克　薤白头3克　南红花6克　全当归4.5克　紫丹参12克　赤白芍各6克　化橘红6克　制黄精9克　藿香梗6克　朱茯神6克　炒枳壳6克　每周服3～4剂。嘱坚持3个月左右。

1966年3月23日追访：二三年来，心绞痛未再发作，中药也二三年不服用了。今年1月在北京某医院作心电图检查，心电图正常。

5. 眩晕、头痛，柔痉（肾性、恶性高血压）

王某，男，30岁，干部，沈阳人。北京某医院急诊观察室住院病人。病历号C117441，会诊日期：1976年2月26日。

问诊：主诉头痛、恶心一个月。

自今年1月24日无明显诱因突然头痛，按感冒处理后疼痛缓解。2月3日再次发作，头痛比前加剧，伴有恶心、呕吐。此后头痛呈进行性加剧，自觉实在难以忍受时则欲撞墙，呕吐不止，自2月6日至9日滴水未进。头痛时大汗淋漓，面色苍白，不欲讲话，神志有些不清。当时血压为190～210/110～130毫米汞柱。查尿蛋白（卌）。当地某医学院附属医院诊断为恶性高血压，经治疗无效。2月12日，小便时突然晕倒。2月17日来北京。2月18日在北京某医院测血压170/110毫米汞柱，服西药治疗。2月20日血压突然降至100/60毫米汞柱，排尿时仍有晕倒现象（当时被陪人抱住，未跌倒）。2月23日收住于急诊观察室。做肾图检查：双肾功能极差。胸部X线透视：心肺未见异常。眼科会诊：双眼高血压视网膜小动脉痉挛。2 月 24 日，集体讨论，目前考虑：肾性高血压（恶性）；嗜铬细胞瘤待除外。继续服用降压药。25 日，后头部麻木，睡眠欠佳，饮食差，仍头晕，即停服降压药。头晕与体位有明显关系，站立时则头晕眼黑而致晕倒。站立时血压较卧时为低。今夜 12 时因起立排尿时，感到头晕不能支持，即赶紧躺倒在床上往裤中排尿，自己虽知道正在往裤中排尿，但因头晕、难受而不能自止。后头部不适，颈项部发紧、向后紧张，自感烦热，不怕冷，尿清长。

望诊：发育正常，面色较苍白。舌苔白。卧床而不敢起立。有焦虑害怕神情。

闻诊：言语清楚，语调稍低。

切诊：胸腹未见异常，腰部两侧有叩击痛，右侧明显。脉象弦，趺阳脉尚好。

辨证：督脉经行于人体之后上于头部，足太阳经亦行于背后而上头部，手阳明经上肩、出髃与太阳经会于大椎。《黄帝内经素问·骨空论》中说："督脉为病，脊强反折。"《金匮要略》论痉病时说："太阳病，发热汗出，而不恶寒，名曰柔痉。"痉者，项背急也。此病人头痛、头晕颈项部向后背发紧而急，故知为督脉，太阳经之病，并波及于阳明之经。督脉督管一身之阳气，阳气不振，气化不利，经络不和，营卫失调，故欲作柔痉而项背发紧。阳虚故尿清而长，不能自止。督脉和足太阳经均与肾脉相通，肾虚故见脑转头晕、尿出、腰痛诸症。《金匮要略》说"夫痉脉，按之紧如弦，直上下行。"今病者六脉皆弦，故四诊合参诊为督脉、太阳二经阳虚欲作柔痉之病。

治法：助阳气，和营卫，益肾督。

处方：桂枝9克　葛根30克　羌活6克　鹿角霜9克　白芍12克　桑寄生30克　川断12克　制附片3克　钩藤15克　天花粉15克　木通6克　水煎服，6剂。

方义：本方综台瓜蒌桂枝汤、桂枝加葛根汤、桂枝加附子汤之意，再加升助督阳之品而组成。方中以桂枝通助太阳、督脉之阳气，葛根解阳明经项背之紧急为主药。羌活、鹿角霜升助督脉阳气，附片振奋全身阳气，为辅药。桑寄生、川断补肾而益督，钩藤祛风而治晕，白芍配桂枝而和营卫，瓜蒌根（天花粉）生津，濡养筋脉，为佐药。木通宣通血脉为使药。

二诊（3月4日）：用中药后，头晕明显减轻，颈项强紧之状也减轻，未再尿裤，尚口渴，喜冷饮，腰痛，腿软，尿多。舌苔根部发黄，脉象略弦。药已合宜，病情减轻。观其腰痛、腿软、尿多，知为肾虚。其口渴，喜冷饮，实为尿多及以往汗出淋漓，津液耗伤所致，并非实热之证，故仍守前法，去花粉、木通，易以生地、石斛等，加强补肾养液之力。

桂枝9克　葛根24克　羌活6克　鹿角镑9克　桑寄生30克　川断15克　附片5克　覆盆子12克　生地12克　石斛12克　白芍12克　钩藤15克　生麦芽12克　水煎服，6剂。

附：病程日志择录：3月5日：肾区叩击痛减轻，腰痛较前好转。血压转前稳定，体位性差异已无（卧时血压132/80毫米汞柱，立时血压130/84毫米汞柱）。告嘱家属准备出院。3月8日：腰不痛但酸，右侧肾区叩击痛不明显。3月10日：自昨天开始，食欲好转，一日约食6两。

三诊（3 月 11 日）：病人已能自己走到大门口，来回走亦不头晕，后头部不适及项紧亦均消除，已无明显自觉症状。食纳增加，一日约 7 ~ 8 两。精神、面色均转佳。舌苔根部微黄。脉象沉、略弦。血压稳定 140 ~ 150/90 ~ 100 毫米汞柱。法药合拍，病已近愈，再守原法，稍事出入。

桂枝 9 克　葛根 24 克　羌活 6 克　鹿角镑 9 克　桑寄生 30 克　川断 15 克　制附片 5 克　覆盆子 9 克　生地 12 克　白芍 12 克　钩藤 15 克　生苡米 15 克　炒山药 15 克　生麦芽 12 克　水煎服，6 剂。前 3 日，每日 1 剂。后 3 日，隔日 1 剂。可以出院。

次日病人出院，与陪来之人等高高兴兴回沈阳而去。

附注：治疗期间曾服用一些西药如呋喃坦啶、氯霉素等消炎药，主要是使用中药。

（二）体　　会

1. 四诊须充实客观指标，或发展为五诊、六诊

几千年来历代医家运用四诊方法解决了对疾病的辨证论治问题，并且使它的内容越来越丰富，直到今天仍是中医战胜疾病的主要武器，这是十分肯定的。但今天来看，它也存在着不足之处和缺点。概括起来说，主要是不易掌握、不易普及、缺乏客观指标。例如望面色的“晦黯”、“无光泽”、“面黄”、“面青”等；望舌的“红”、“绛”、“紫”、“黯”、“淡”等，在科学不发达的过去，只好跟随师傅在病人身上慢慢去体会，需要多年才能掌握运用。在科学发达的今天，就需要各方面的

科学家与中医共同研究，发明创造光、电检查仪，能把上述这些变化记录下来，或做更详尽的分类、对比等。在教学时能够用幻灯或彩色荧光屏、录象仪等显示出来，便于学习。在进行检查时能够记录下来，以便作治疗前后或病情变化的前后对比，这将对总结经验、提高理论水平、促进医学发展，有极大的帮助。另如中医的诊脉，也非常不易掌握，前人传下来的二十八脉象，有的不易分辨，诊脉时容易带有主观性，所以没有十几年或几十年经验，很不易熟练掌握，甚至有的医生，一生也见不全二十八脉。因而非常需要创造能够反映祖国医学诊脉特点的脉象仪器来提高诊脉质量和教学质量。总之，望诊、闻诊、切诊都需要提高到有客观指标的水平，才有利于辨证论治的发展提高。即使是问诊，也要随着历史的发展而增加新的内容。另一方面，科学发展到今天，只用原来的四诊方法来诊断疾病，已感到明显的不足，必须随着历史的发展而加以补充。例如病例1，如果不加用X线检查，则不知为输尿管结石，只知是石淋，不知石在何处，只能说膀胱积热，渐灼成石。治疗时如不知道结石已经排到膀胱下口，嵌顿于此处而导致尿闭，不针对此情采取及时的治疗措施，则必然会影响疗效，增加病人痛苦。例2，如果没有反复多次的心电图检查及各医院的诊疗意见，则不会对其严重性有如此了解，亦不能引起如此重视，治疗后也不会很好地去进行总结，没有治疗前后心电图的对比，也不能更好地肯定治疗效果。例3，如不经过X线胸部透视，则不能清楚地了解到胸腔积液的多少、有无。例5如不经过查尿、查眼底、做肾图、测血压，则不能确诊为肾性、恶性高血压，等等。这些现代检查方法和治疗措施，补充了祖国医学之短缺，赋予辨证论治以新的内容，从而也更有利于经验的总结和疗效的提高。因此，目前希望大家除了共同努力继承发掘祖国医学宝贵的遗产外，还要努力研究如何利用光学、电学、超声波、红外线、电子计算机、分子生物学、仿生学、气象学等近代科学方法，创造能够反映出祖国医学辨证方面客观指标的新仪器，同时吸收西医的长处，努力提高辨证的准确性，丰富检查方法，结合中医特点从而发展成五诊或六诊。

2. 在论治方面也要取长补短，向前发展

祖国医学在治疗方面，有许多方法，几千年来在与疾病作斗争方面作出了伟大贡献。但在科学十分发达的今天来看，还有不足之处，还应吸收西医某些治疗法之长，以补祖国医学之短。例如注射、鼻饲、给氧、输血、输液、人工呼吸、人工营养、灌肠、洗胃、预防注射、电离子透入等等，这些方法如能结合中医特点，加以适当运用，则能补中医之短而提高治疗效果。如例 1 在结石堵住尿道口而发生尿闭时，除加用止痛剂外，还采用了膀胱穿刺、肛门内按摩等方法，再加上急煎中药而取得了满意的效果。例 2 西医则认为无特效药，须安装起搏器，经过中医细心辨证，大胆治疗；病愈后又通过多次心电图及心向量图检查，确已恢复正常。这就给这种疾病提供了药物治愈的可能性，使对安装起搏器有顾虑的病人看到了光明。当然，在病情需要时，安装起搏器，还是一种好办法，补充了药物治疗的不足。从这个病人来看，中医的治疗发挥了辨证论治的特长，又吸收了西医检查方法（心电图、心向量图、心脏听诊等）的特长，从而取得了良效。例 3 则用西药抗结核，中药

治水饮，共同取得良效。例5通过西医验尿、查眼底、做肾图而确诊为“肾性高血压（恶性）”，这就给用中药治好痉病、眩晕后，嘱其回东北后，应再继续治疗肾炎，取得了客观依据，等等。

当然，我们也不能把个别的例子作为一般规律，要知道具体事物是多样性的。对疾病的千差万别的具体情况，要求我们做具体分析，而不能生搬硬套。所以我们在临床上一定要深入、全面地学习和运用祖国医学完整的辨证论治方法，发挥它的特长，更好地治愈疾病。

在中医队伍中，流传着一句前人的经验之谈：“熟读王叔和，不如临症多。”意思是鼓励后人学习中医时，既要熟悉中医理论，更重要的是还要多从事临床实践。所以前面所说的取长补短也好，发展成为五诊、六诊也好，创制新仪器也好，吸收新方法也好，都要注意密切结合医疗实践，解决临床实际问题，不断提高辨证论治水平，从而促进祖国医学向前发展。

3. 发挥主观能动性，提高辨证论治水平，为中医现代化和做好中西医结合工作而努力奋斗

作为一个中医工作者，在目前阶段，除了很好地学习祖国医学理论，提高辨证论治的水平外，还要在理论与实践的密切结合中，总结经验，为提高辨证论治水平积累资料。例如例1有沿输尿管向前阴部放射性的疼痛，这种疼痛，通过中医辨证，认为腰及少腹属于肝肾二经，故在治疗上，除了用清热、滑窍、排石等品外，还加入川断、杜仲、牛膝等益肝肾的药物而取得较好的疗效。我多年来在治疗泌尿系结石时，常根据证情加用益肝肾之品，不单用清利之品去组织药方，疗效有所提高，仅供参考。例2有头部空痛和心跳慢、全身乏力、无精神等症，根据中医理论作了探本求源的辨证分析，认为不只是心阳的不足，还有胸阳、肾阳（真阳）的不足，并且久病可入血分，从而运用前人助心、胸、肾的阳气及兼顾活血通络、益气等治法，取得了理想的效果。例5有严重的眩晕和颈项部向后发紧等症，根据中医理论辨析，诊为肾督阳虚，营卫失和，欲作“柔痉”之病，治以益肾督、助阳气、和营卫而收良效。通过上述3例的总结，体会到运用中、西医各自的长处，就必然能提高现在的诊治水平，给过去认为“无特效药”的疾病，提供了药物治愈的可能性。当然，我们也要看到，前人关于辨证论治的理论即使是反映了客观规律，也还只是认识的历史长河中一定阶段的经验总结，它还有待于在实践中检验和不断深化，并不是穷尽了真理。因此，不能把有限的经验或理论看成是不可逾越的极限，或是固定不变的定论。如果把相对的东西极度夸大了，就反而会把本来是正确的结论变为错误，成为人们进一步认识真理的障碍。所以我们既要承认真理的客观性，又要看到它还有相对的一面。目前我们中医工作者，既要深入学习祖国医学理论，并在实践中很好地运用和检验这些理论；同时还要好好学习马列著作，做自觉的辩证唯物论者，在医疗实践中充分发挥主观能动性，更好地认识疾病的客观规律，及时总结，提高辨证论治的水平。有条件的同志，还要学习近代科学知识和现代医学知识，中西医密切合作，做好中西医结合工作。更希望有条件的单位，对祖国医学开展多学科综合研究，赋于辨证论治以新内容，为促进中医事业的向前发展，为早日实现我国的四个现代化和中医现代化而努力奋斗。

《从病例谈辨证论治》至此结束。本书是为抛砖引玉而作，不当之处，还望同志们不吝指教。